AF862573

Klaus Besel (Hrsg.)

Psychosomatisches Handeln in der Allgemeinmedizin

Festschrift für
Professor Siegfried Häußler
zum 70. Geburtstag

Redaktionelle Mitarbeit von
Jochen Haisch

Springer-Verlag Berlin Heidelberg New York
London Paris Tokyo

Dr. med. Klaus Besel
Arzt für Allgemeinmedizin
Lehrbeauftragter für Allgemeinmedizin
an der Universität Ulm
Ulmer Straße 11 b
D-7917 Vöhringen

ISBN-13: 978-3-540-18791-2 e-ISBN-13: 978-3-642-73348-2
DOI: 10.1007/978-3-642-73348-2

CIP-Titelaufnahme der Deutschen Bibliothek
Psychosomatisches Handeln in der Allgemeinmedizin:
Festschr. für Prof. Siegfried Häußler zum 70. Geburtstag/Klaus Besel (Hrsg.). -
Berlin; Heidelberg; New York; London; Paris; Tokyo: Springer, 1987
(Forum Galenus Mannheim: Sonderband)

NE: Besel, Klaus [Hrsg.]; Häußler, Siegfried: Festschrift

Dieses Werk ist urheberrechtlich geschützt. Die dadurch begründeten Rechte, insbesondere die der Übersetzung, des Nachdrucks, des Vortrags, der Entnahme von Abbildungen und Tabellen, der Funksendung, der Mikroverfilmung oder der Vervielfältigung auf anderen Wegen und der Speicherung in Datenverarbeitungsanlagen, bleiben, auch bei nur auszugsweiser Verwertung, vorbehalten. Eine Vervielfältigung dieses Werkes oder von Teilen dieses Werkes ist auch im Einzelfall nur in den Grenzen der gesetzlichen Bestimmungen des Urheberrechtsgesetzes der Bundesrepublik Deutschland vom 9. September 1965 in der Fassung vom 24. Juni 1985 zulässig. Sie ist grundsätzlich vergütungspflichtig. Zuwiderhandlungen unterliegen den Strafbestimmungen des Urheberrechtsgesetzes.

© Springer-Verlag Berlin Heidelberg 1987

Die Wiedergabe von Gebrauchsnamen, Handelsnamen, Warenbezeichnungen usw. in diesem Werk berechtigt auch ohne besondere Kennzeichnung nicht zu der Annahme, daß solche Namen im Sinne der Warenzeichen- und Markenschutz-Gesetzgebung als frei zu betrachten wären und daher von jedermann benutzt werden dürften.

Produkthaftung: Für Angaben über Dosierungsanweisungen und Applikationsformen kann vom Verlag keine Gewähr übernommen werden. Derartige Angaben müssen vom jeweiligen Anwender im Einzelfall anhand anderer Literaturstellen auf ihre Richtigkeit überprüft werden.

Gesamtherstellung: Appl, Wemding
2125/3145-543210

Vorwort
Gedanken zum 70. Geburtstag von Herrn Professor Häußler

Herrn Häußler zum 70. Geburtstag zu gratulieren bedeutet, innezuhalten und zu überlegen, was denn Schwerpunkte in seinem vielseitigen Schaffen sind und was ihn unermüdlich in Bereichen wie der Wissenschaft, des Unterrichtes sowie der Politik umtreibt. Es ist sicher erlaubt, nach den Urgründen zu fragen, die ihn, den jetzt 70jährigen, in unermüdlicher Aktivität bewegen.

In seinem Unterricht klang eine Philosophie durch, nämlich ärztliches Handeln habe kurz gesagt seine Wurzeln in der ärztlichen Persönlichkeit. Wenn ein Leitmotiv erkennbar seine Bemühungen als Lehrer charakterisiert, so ist es das Verhältnis von Arzt und Patient sowie die Idee des Umganges „zweier vernünftiger Menschen", von denen der wissenschaftlich Sachkundige, der Arzt, dem Kranken menschlich hilft. Dies setzt Schwingungsfähigkeit, Empfindsamkeit im routinierten Tagesablauf, die Fähigkeit des Mitfühlens voraus. Es ist die menschliche Seite im Arzt, die nicht nur das Pathologische, sondern auch das stets vorhandene noch nicht Versehrte im Mitmenschen und Patienten sieht. Aus pathischer Erfahrung und Betroffenheit erwächst erst unsere Haltung, unsere Fähigkeit des Mitfühlens für die Not und das Leid unserer Patienten. Erst von daher, der eigenen Fähigkeit des Mitfühlens und Mitleidens, kommt das, was wir Humanmedizin nennen.

Kann von Krankheit befreien, wer selbst vom Schicksal durch Verlust und Leid als Arzt betroffen ist? K. Jaspers sagt dazu: „Eine Haltung der scheinbaren Unbetroffenheit braucht gerade der Arzt, welcher der Ergriffenste ist." Wie kann es dem Arzt gelingen, in der schwierigen Situation des täglichen Pathologischen die menschlichen Seiten des Arzt-Patient-Verhältnisses aufzuspüren? Einige werden Skeptiker, Naturalisten, Ungläubige, Zyniker! Vermögen wir das prognostisch wie menschlich Ungewisse nicht zu ertragen? Es hat S. Häußler nicht ruhen lassen, die ärztliche Persönlichkeit bei den Studenten und Ärzten zu entfalten und zu gestalten, daß sie selbst auf eine legitime Weise zu einer heilenden Kraft werde. So ist S. Häußler ein Arzt und Lehrer, der ärztliches Charisma stets ergriffen hat, es erlitten hat und es in unnachahmlicher Weise versucht hat, uns zu vermitteln. So gesehen fügen sich Hausarzttätigkeit und Lehrtätigkeit, Berufspolitik wie auch sein Beitrag zur Weiterentwicklung unseres Gesundheitswesens zu einem Ganzen. Wohl wissend, daß gerade die Verwandlung des Humanitätsbegriffes, wie auch die Preisgabe der Humanitätsidee in der Verwandlung des Menschen zu einem beliebigen Material der Untersuchung und Gestaltung resultieren würden, hat S. Häußler seine Sicht des modernen Arztes entwickelt. Die folgenden Vorträge, die zu seinem 70. Geburtstag in Ulm anläßlich der Verleihung der Universitätsmedaille gehalten wurden, zeigen u.a. wie seine Schüler sein Erbe verwalten.

K. BESEL

Inhaltsverzeichnis

Verzeichnis der Anschriften

Dr. med. Klaus Besel
Arzt für Allgemeinmedizin
Lehrbeauftragter für Allgemeinmedizin an der Universität Ulm
Ulmer Straße 11 b, 7917 Vöhringen

Prof. Dr. med. Theodor M. Fliedner
Rektor der Universität Ulm
Oberer Eselsberg, 7900 Ulm

Dr. med. Franz-Josef Grosse-Ruyken
Präsident der Landesärztekammer Baden-Württemberg
Jahnstraße 40, 7000 Stuttgart-Degerloch

Priv.-Doz. Dr. phil. Jochen Haisch
Arbeitsgemeinschaft Allgemeinmedizin
Universität Ulm, Am Hochsträß 8, 7900 Ulm

Dr. med. Heinz Ulrich Haug
Arzt für Allgemeinmedizin
Lehrbeauftragter für Allgemeinmedizin an der Universität Ulm
Eugen-Bolz-Straße 28, 7900 Ulm

Prof. Dr. med. Herrmann Heimpel
Leiter der Abteilung Innere Medizin II der Universität Ulm
Steinhövelstraße 9, 7900 Ulm

Prof. Dr. med. Boris Luban-Plozza,
Piazza Pedrazzini, CH-6600 Locarno

Prof. Dr. med. Hansjakob Mattern
Lehrbeauftragter für Allgemeinmedizin
an der Universität Heidelberg
Dantestraße 10 c, 6900 Heidelberg 1

Prof. Dr. med. Dr. phil. Peter Novak
Vorsitzender der Kommission „Arbeitsgemeinschaft Allgemeinmedizin" der Universität Ulm
Leiter der Abteilung Medizinische Soziologie
Am Hochsträß 8, 7900 Ulm

Dr. med. Walter Tutsch
Arzt für Allgemeinmedizin
Lehrbeauftragter für Allgemeinmedizin an der Universität Ulm
Otto-Merz-Weg 6, 7922 Herbrechtingen

Prof. Dr. med. Thure von Uexküll
Sonnenhalde 15, 7800 Freiburg/Brsg.

1. Festvorträge

Rede des Rektors der Universität Ulm, Prof. Dr. Theodor M. Fliedner, zum Festsymposium anläßlich des 70. Geburtstages von Herrn Professor Siegfried Häußler, am 31. Januar 1987

Hochansehnliche Festversammlung!
Dieses heutige Festsymposium, zu dem die Senatskommission „Allgemeinmedizin" unter ihrem Vorsitzenden Professor Novak in Zusammenarbeit mit den Lehrpraktikern der Einzugsbereiche der Universität eingeladen haben, soll dazu dienen, dem Jubilar, Herrn Professor Dr. Siegfried Häußler, anläßlich seines 70. Geburtstages ein Ständchen nicht so sehr mit musikalischen, sondern mit ärztlich-wissenschaftlichen Kostbarkeiten zu bringen. Solche Geburtstagsständchen dienen seit alters her vornehmlich zwei oder drei Zwecken: Man möchte dem Geehrten in aller Öffentlichkeit und so, daß es alle, die wollen, hören können, seine Verehrung zum Ausdruck bringen. Man möchte dabei sicher auch Dank sagen für den weit über die Pflicht der Berufsausübung hinausgehenden Einsatz und für das dynamische Engagement, das von jeher eine eigenständige Ausprägung hatte und hat. Und man möchte - gemeinsam mit dem geehrten Jubilar - eine Standortbestimmung durchführen, um neue Horizonte anpeilen zu können und um derart gerüstet wieder an die Arbeit zu gehen.

Wenn das also Sinn und Zweck unserer Zusammenkunft ist, so soll am Anfang ein herzlicher Willkommensgruß stehen an Sie alle, die Sie hier zusammengekommen sind, um mit uns - der Universität Ulm - Herrn Professor Häußler unsere Verehrung, unseren Dank und unsere Zukunftsperspektiven darzubieten bzw. zu erörtern. Mein Willkommensgruß dient also zunächst unserem Jubilar, dem wir zu seinem 70. Geburtstag von Herzen gratulieren und dem wir wünschen, daß seine Vitalität, seine Schaffensfreude und seine Kreativität noch lange erhalten bleiben mögen zu Gunsten nicht nur der Ärzteschaft bei ihren schwierigen Problemen in einer Gesellschaft im Wandel, sondern auch zu Gunsten der Weiterentwicklung einer wissenschaftlichen Vertiefung des allgemeinärztlichen Auftrages und der Nutzung dieser Erkenntnisse in Leben und Praxis.

Mein Willkommensgruß gilt in besonderem Maße auch unseren vielen Gästen aus nah und fern, an ihrer Spitze dem Präsidenten der Landesärztekammer Baden-Württemberg, Herrn Dr. Grosse-Rujken. Sein Kommen signalisiert uns allen nicht nur den Stellenwert, den die Allgemeinmedizin in der gesundheitlichen Versorgung unserer Bevölkerung hat, sondern auch - und das weiß ich aus vielen Gesprächen -, daß die Landesärztekammer gerade auch in der Zukunft auf eine engere Zusammenarbeit zwischen den ärztlichen Standesorganisationen und den Universitäten Wert legt: Themen wie Prävention, Rehabilitation, Umweltmedizin, Sozialhygiene, „Primary Care" etc. sind von der Tagesordnung nicht mehr wegzudenken und erfordern eine wissenschaftliche Untermauerung, die gar nicht hoch genug eingeschätzt werden kann.

Meine Damen und Herren! Wenn der Senat unserer Universität einstimmig den Beschluß faßte, Herrn Professor Häußler aus Anlaß seines 70. Geburtstages die

Medaille der Universität zu verleihen, so wollte er ihn eingereiht wissen in die kleine Schar von Persönlichkeiten, die sich um die Gründung, den Aufbau und den Ausbau unserer Universität in außergewöhnlicher Weise verdient gemacht haben. Herr Professor Häußler gehört dazu. Blenden wir 20 Jahre zurück: Die Universität Ulm war noch nicht gegründet. Zwar hatten Professoren die Leitung wichtiger Kliniken der Stadt Ulm übernommen, aber der Gründungsakt der Medizinisch-naturwissenschaftlichen Hochschule Ulm war noch nicht vollzogen und der Titel „Universität" noch nicht beschlossen. Aber alle Weichen waren gestellt, um das „1. Ulmer Modell" zu realisieren. Die Gründungsprofessoren hatten sich bei ihrer Berufung verpflichtet, die Gründungsdenkschrift verwirklichen zu helfen. In dieser waren der Allgemeinmedizin wichtige Passagen gewidmet. Lassen Sie einige markante Sätze auf sich wirken. Es heißt dort: „In Ulm soll ein neuer Gedanke zur Herstellung einer engeren Verbindung mit den praktizierenden Ärzten des Landes zur Entfaltung gebracht werden." Oder: „Die Studenten sehen während des klinischen Studiums nur Fachärzte, bekommen aber weder einen praktischen Arzt zu Gesicht noch haben sie die Möglichkeit, sich eine Vorstellung von seiner Situation und seiner Tätigkeit zu machen." Oder: „Es ist heute weitgehend unbekannt, was in der Praxis der verschiedenen niedergelassenen Ärzte vorgeht, welche Art und Gruppen von Patienten von ihnen betreut werden, welche Methoden der Diagnostik und Therapie sie anwenden und wie ihr Verhältnis zu den Patienten ist. Es steht nur fest, daß die Medizin, die der Praktiker ausübt, nicht nur Medizin ist, die der Student im Studium und in der Klinik erlernt hat."

Auf diesem Hintergrund der Situation 1966/67 muß man die Pionierarbeit werten, um deretwillen wir Herrn Professor Häußler heute ehren und auszeichnen. Wenn heute eine Senatskommission „Allgemeinmedizin" diesen Bereich der Lehre und Forschung auf einer fachübergreifenden Basis betreut, wenn heute Lehrpraktiker hier über ihre Forschungsarbeiten berichten und wenn Studienstiftler, die einmal im Semester über ihre Semesterarbeit berichten und Jahr für Jahr Loblieder auf die Möglichkeit singen, durch das bereits im vorklinischen Studium absolvierte Hausbesuchsprogramm einen Einblick in das Berufsfeld des Allgemeinmediziners zu bekommen - als erhebliche Motivationsspritze für ein seriöses Medizinstudium -, dann ist der Name Professor Siegfried Häußler im Mittelpunkt unseres Denkens.

Es war für ihn bestimmt nicht leicht, als er im November 1967 und im September 1968 der Fakultät für Klinische Medizin seine Unterlagen einreichte, um sich einem ordentlichen Habilitationsverfahren zu unterziehen, das dann im Dezember 1968 abgeschlossen wurde mit der Verleihung der Venia legendi für das Fach „Allgemeinmedizin" und der Aufnahme als Mitglied des Lehrkörpers der Universität Ulm. Herr Kollege Häußler war damals 50 Jahre alt, hatte die „Ochsentour" des Kriegsteilnehmers und des gesundheitlich beeinträchtigten aber dennoch unermüdlich tätigen praktischen Arztes langjährig hinter sich. Er weiß, wovon die jüngeren Kollegen heute reden, wenn die Weiterbildungsstellen in Universitäten und großen Krankenhäusern so selten geworden sind, daß man sie „mit der Lupe" suchen muß, wenn man bedenkt, daß er mehrere Jahre als „Gastarzt" sich bemühte, jene Erfahrungen zu sammeln, ohne die eine gediegene ärztliche Praxis nicht machbar und ethisch nicht zu verantworten ist. Herr Kollege Häußler ließ aber nicht locker; er lebte vor, was er lehrte; sein Interesse galt der wissenschaftlich fundierten Analyse der Probleme des niedergelassenen Arztes: dem Notfall, dem chronisch Kranken, dem zu Rehabilitierenden, dem Sterbenden und seinen Angehörigen, dem Jugendlichen mit seinen Krisen, seinen Erziehungs- und

Schulschwierigkeiten, der Ehe- und Familienberatung, dem alternden Menschen. Die Liste seiner Publikationen, die in den Datenbanken gespeichert ist, zeigt das weite Spektrum seiner Interessen. Als Herr Kollege Häußler sich bei uns habilitierte, lautete das Thema seiner Arbeit: „Kostenkenntnis für Sozialversicherte".

Im Gutachten von 1968 heißt es: „Herr Dr. Häußler hat es seit vielen Jahren verstanden, die bei der Kassenärztlichen Vereinigung anfallenden Daten in origineller Weise auszuwerten. So hat er erstmalig umfangreiches Material über die Häufigkeit von Hausbesuchen, der Nachtbesuche und der Überweisungen ausgewertet. Er ist der Frage nachgegangen, wie weit die Zahl der ärztlichen Leistungen in Beziehung zu der Vorbildung des betreffenden praktischen Arztes steht. Man kann wohl ohne Übertreibung sagen, daß Dr. Häußler durch seinen empirischen Zugang zu gesundheits- und sozialpolitischen Fragen die Debatte um die Zukunft der gesetzlichen Krankenversicherung und den Status des praktischen Arztes ganz wesentlich bezeichnet hat."

Seither sind Jahre vergangen. Wir sehen Professor Häußler nach wie vor als engagierten Praktiker, der die Verbindung zu den Wissenschaften pflegt und berufspolitische Frontarbeit leistet.

Wie steht es in Ulm mit der Entwicklung und mit den Perspektiven der Allgemeinmedizin?

P. Novak

Wir haben davon auszugehen, daß in allen Industrieländern die Bedeutung der primären Gesundheitsversorgung zugunsten hochspezialisierter medizinischer Krankenversorgung, insbesondere in den Kliniken, vernachlässigt wurde. Das gilt auch für die Bundesrepublik Deutschland; das gilt für Baden-Württemberg, und es gilt auch für unsere Region.

Die Folgen sind zahlreich, vielfältig, kostspielig und gefährlich. Sie reichen von der wahrnehmungsbezogenen und therapeutischen Entmündigung der medizinischen Laien über bedarfsinadäquate Inanspruchnahme medizinischer und ärztlicher Leistungen, Compliancemängel, Fehlzuweisungen, Mehrfachdiagnostik, Fragmentierung von Versorgung und Verantwortung usw., bis zur exponentiellen Kostensteigerung im Gesundheitswesen. Und ein Folgenkomplex, unter dem wir generell, besonders aber hier und jetzt zu tragen haben, ist die Vernachlässigung der Allgemeinmedizin. Sie ist eine tragende Stütze der primären Gesundheitsversorgung, denn sie ist der bedeutendste Teil der primärärztlichen Versorgung.

Was heißt hier Vernachlässigung? Im Bewußtsein - vielleicht schon im Unbewußten? - der Öffentlichkeit, der Bildungs-, Wissenschafts-, Sozial- und Gesundheitspolitiker und auch der meisten ärztlichen Standespolitiker ist ein hoher Standard spezialisierter ärztlicher Versorgung das Ergebnis des Zusammenwirkens von Ausbildung, Weiterbildung, Forschung und Erfahrung. In bezug auf die Allgemeinmedizin scheint Erfahrung reichen zu müssen. Denn was ist z. B. mit der Ausbildung? Es gibt einen Pflichtkurs im 2. Abschnitt der ärztlichen Ausbildung mit 2 Semesterwochenstunden. Aber außer Hannover, Frankfurt und Göttingen verfügt keine westdeutsche medizinische Fakultät über einen Lehrstuhl bzw. über eine Struktureinheit Allgemeinmedizin. Kann denn im Ernst auch nur diese Minimalverpflichtung mit Lehraufträgen erfolgreich abgedeckt werden? Von dieser Situation ist auch die Forschung an den Universitäten auf dem Gebiet der Allgemeinmedizin betroffen. Es gibt auch hier keine Mittel, beispielsweise in unserem Universitätshaushalt. Kaum einer unter den Vertretern der medizinischen Fachdisziplin kann sich überhaupt vorstellen, daß es so etwas wie eigenständige Forschungsaufgaben der Allgemeinmedizin überhaupt geben kann, noch viel weniger, daß Allgemeinmediziner Forschungsaufgaben wahrnehmen und lösen können.

Nun gibt es einen Circulus vitiosus, in dessen Peripherie drei Argumentationspunkte wichtig sind, die die vitiöse Bewegung dieses Kreises überhaupt in Gang setzen und erhalten, nämlich: 1) Wer über keine hinreichende Institutionalisierung seines Fachs verfügt, kann 2) keine zureichenden Forschungsprogramme entwickeln. Wer das nicht kann, hat 3) keine tragfähige Grundlage, ausbildungsadäquate Lehrangebote zu machen und muß mit Rücksicht auf die „Besseren“ in den Lehrplänen restriktiver behandelt werden. Er braucht dann aber auch nicht jenen Grad an Institutionalisierung, den „Bessere" benötigen usw.

Schaut man sich allerdings schon die Gründungsdenkschrift der Universität Ulm aus dem Jahre 1965 an, so fällt auf, daß hier die Bedeutung der primärärztlichen Versorgung und damit der Allgemeinmedizin richtig gesehen wurde. Hier hat Herr Häußler Mangelsituation und Chancen richtig und realistisch eingeschätzt, als er zusammen mit Herrn Keller, der später Honorarprofessor unserer Universität wurde, ein praxiszentriertes Ausbildungsprogramm für Medizinstudenten schon für das 1. Studiensemester in Ulm schuf und dieses dann auf den klinischen Studienabschnitt ausdehnte.

Er habilitierte sich auch als erster in der BRD für Allgemeinmedizin, ebenfalls in Ulm und wirkte bei der Gründung einer ausbildungsbezogenen Fachgesellschaft mit, deren Vorsitzender er heute noch ist.

Blicken wir nach fast 20 Jahren ihres Bestehens auf den Entwicklungsplan unserer Universität, so werden wir dort in Gestalt eines Zentrums für Epidemiologie, gesundheitliche Primärversorgung und Gesundheitsökonomie eine Struktureinheit finden, in der ausdrücklich die Allgemeinmedizin einen gerade auch mit Blick auf ihre Forschung gesicherten Platz einnimmt.

Indessen, zur Realisierung dieses nicht nur m. E. notwendigen Vorhabens konnten wir erst erste, zwar nicht zaghafte, aber vorsichtige, weil wohlüberlegte und weiterhin zu überlegende Schritte, tun. Dies ist für engagierte Allgemeinmediziner sicherlich enttäuschend. Aber alle Versuche, die Allgemeinmedizin an den Universitäten zu verankern, müssen mißlingen, solange nicht ein tragfähiges und entwicklungsfähiges Forschungspotential aufgebaut ist. Dies muß hinsichtlich theoretischer Ansätze und Methoden ein interdisziplinäres sein, bei aktiver Teilnahme von Allgemeinmedizinern.

Was wird nun konkret in Sachen Allgemeinmedizin in Ulm getan?

Die Universität Ulm hat als erste der deutschen Universitäten eine Einrichtung geschaffen, deren Aufgabe es ist, die Allgemeinmedizin in Lehre und Forschung als Struktureinheit der Universität zu etablieren. Dabei ist der enge Bezug zur Praxis der Allgemeinmedizin draußen, außerhalb der Kliniken, als unabdingbar festgeschrieben.

Diese Einrichtung ist eine gemeinsame Kommission der Fakultäten für Theoretische und für Klinische Medizin, die weitreichende Entscheidungsbefugnisse hat und im Universitätsgesetz des Landes verankert ist.

Ihre Hauptaufgabe besteht darin, eine Konzeption für die Struktur des Bereichs Allgemeinmedizin und für dessen Einpassung in die Universität zu entwickeln. Anstelle der Fakultätsräte entscheidet sie über Fortschreibung und Weiterentwicklung des Studienplans für das Fach Allgemeinmedizin, koordiniert die Unterrichtsveranstaltungen und arbeitet hier mit der Unterrichtskommission zusammen. Sie beschließt über die Erteilung von Lehraufträgen und macht Vorschläge für die Besetzung von Stellen zur Weiterbildung in der Allgemeinmedizin unter Berücksichtigung der Qualifizierung für Forschung auf diesem Gebiet.

In Zusammenarbeit mit interessierten und geeigneten anderen Abteilungen der Universität baut sich ein Forschungspotential auf, das gerade den Gegebenheiten und Interessen der Allgemeinmedizin Rechnung trägt. Personell ist die Kommission zusammengesetzt wie eine Fakultät, d.h. es gehören ihr Professoren, Assistenten, Studenten und die Lehrbeauftragten für Allgemeinmedizin an.

Die entscheidende Schwierigkeit, die wir bewältigen müssen, besteht darin, Allgemeinmediziner zu gewinnen bzw. heranzubilden, die draußen als Allgemeinmediziner praktizieren und die zusätzlich befähigt und interessiert sind, auf dem Gebiet der Allgemeinmedizin zu lehren und zu forschen. Ein besonderes Problem bietet hier die Forschung. Sie hat besondere Gegenstände, wobei diese Gegenstände gemeinsam mit anderen medizinischen Disziplinen sein können, z. B. Behandlung von Diabetikern oder Hypertonikern oder Schmerzpatienten. Sie muß andererseits, was theoretische Ansätze, Methodologie und Ergebnisse anbetrifft, konsensfähig sein, d. h. konsensfähig innerhalb einer allgemeinen Gemeinschaft der Forschenden. Es gibt keine esoterische Forschung, keine Geheimwissenschaft, die niemand außer einem ausgewählten Kreis versteht. Da sitzen die Naturwissenschaftler, die Geisteswissenschaftler - und unter ihnen die Sozialwissenschaftler wie auch die forschenden Allgemeinmediziner im selben Boot. Natürlich gibt es Verständigungsschwierigkeiten und Mißverständnisse, aber prinzipiell müssen diese zu klären sein. Anders gibt es keine Wissenschaft. Und das heißt dann auch, keine Forschung in der Allgemeinmedizin, die zuerst diese Bezeichnung verdient.

Eben hier setzen wir an. Die Kommission hat erste größere Anträge auf Förderung durch Drittmittel für Projekte gestellt, und weitere Vorhaben sind in der Planung weit fortgeschritten. Forschungsvorhaben und Förderungsanträge unserer Lehrbeauftragten werden beraten. Die Betreuung von Doktorarbeiten im Fachgebiet ist organisiert. Ab Sommersemester 1987 wird ein Doktorandenseminar angeboten. Die schwierigen Fragen des Haushalts für Lehre und Forschung werden mit dem Verwaltungsrat sowie der Universitätsverwaltung und der Klinikumsverwaltung geklärt.

Ein Lehrangebot, das den Anforderungen an ein Praktikum näherkommt, befindet sich in Arbeit. Ein angemessener Raumbedarf wird in unmittelbarer Nähe der psychosozialen Fächer gedeckt werden, nicht zuletzt mit dem Ziel, der Isolation der Allgemeinmedizin wirksam zu begegnen. Wir verfügen im Augenblick über einen kundigen und kreativen Initiator und Koordinator allgemeinmedizinischer Forschungs- und Ausbildungsaktivitäten.

Sie mögen schlußendlich erkennen: Die Bemühungen der Universität Ulm um die Allgemeinmedizin sind ernsthaft und solide, auf eine entwicklungsfähige und dauerhaft gesicherte Etablierung der Allgemeinmedizin an der Universität ausgerichtet, die Modellcharakter haben könnte. Ziel ist eine eigenständige und kooperationsfähige Struktureinheit, die ein genuin in der primärärztlichen Praxis tätiger Allgemeinmediziner leitet, der über ausgewiesene Qualifikationen für Lehre und Forschung verfügt. Eine solche Struktureinheit wird nicht isoliert in der Universitätslandschaft stehen.

Ich bin zuversichtlich, daß wir dieses Ziel erreichen, zumal es im Rahmen der sozialpolitisch notwendigen Entwicklung primärer Gesundheitsversorgung, insbesondere der primärärztlichen, steht. Der Weg dahin ist allerdings steinig und verschlungen. Wir werden unausweichlich, aber fruchtbar, Konflikte auszutragen haben und uns auch in Frustrationstoleranz üben müssen. Ich appelliere an die Mitglieder der Universität ebenso wie an Sie, liebe Kollegen aus der allgemeinmedizinischen Praxis, ebenso geduldig wie tatkräftig durchzuhalten.

Medizinische Ausbildung und primärärztliche Versorgung

H. Heimpel

Die Einbindung der Allgemeinmedizin in das Medizinstudium ist ein schwieriges, weiterhin kontrovers und durchaus nicht immer sachkundig diskutiertes Problem der medizinischen Ausbildung, das durch die Einführung des Pflichtpraktikums der Allgemeinmedizin im klinischen Studienabschnitt nur scheinbar gelöst wurde. S. Häußler war der erste für das Fach Allgemeinmedizin habilitierte Professor in der Bundesrepublik Deutschland; er hat den Unterricht in seinem Fach an der Universität Ulm über viele Jahre hinweg gestaltet und persönlich durchgeführt. Herr Häußler ist darüber hinaus einer derjenigen, die sich seit vielen Jahren ernsthaft, stetig und mit einem bewundernswerten Maß an Frustrationstoleranz um die Integration dieses Faches in die ärztliche Ausbildung bemüht hat. Die Feier seines 70. Geburtstages ist deswegen eine willkommene Gelegenheit, einige Gedanken zu dieser Problematik zu formulieren, zu denen wir nicht zuletzt durch die Auseinandersetzung mit den Ideen und Forderungen des Jubilars angeregt wurden.

Woraus resultiert die andauernde Diskussion über das Problem der Allgemeinmedizin in der medizinischen Ausbildung, und warum ist es notwendig, sich von seiten der Medizinischen Hochschulen weiter um dieses Problem zu bemühen?

Aus der Vielzahl der damit verbundenen Probleme sollen nur die mir am wichtigsten scheinenden diskutiert werden.

Die klinische Ausbildung erfolgt im Universitätsklinikum, das sich aus wissenschaftlich-technischen Gründen immer stärker zu einer Institution der spezialisierten Maximalversorgung entwickelt. Von den früheren Polikliniken, in denen Patienten, bis zum Hausbesuch der poliklinischen Ärzte mit ihren Studenten, primärärztlich betreut wurden, ist heute nur noch der Name geblieben. Seit ihrer Umwandlung in eine Ansammlung spezialisierter Ambulanzen spezialisierter Fachabteilungen, zumindest in den nichtoperativen Fächern, wird Primärmedizin und insbesondere Allgemeinmedizin an der Klinik nicht mehr ausgeübt. Gerade von der niedergelassenen Ärzteschaft wird systemkonform gefordert, die ambulante Tätigkeit der Klinik auf die spezielle, wissenschaftlich begründete Nachsorge und die Diagnostik und Behandlung besonders schwieriger, seltener oder wissenschaftlich interessanter Krankheiten zu beschränken. Die von der Arbeitsteilung, der medizinischen Versorgung her konsequente Entwicklung läßt der Allgemeinmedizin keinen Platz im Versorgungsauftrag des Universitätsklinikums, sie ist deswegen als eigenes Fach nicht im Universitätsklinikum vorhanden. Ich werde später darauf zurückkommen, daß deswegen die Allgemeinmedizin auf andere Weise wieder in das Studium zurückgeführt werden muß.

Ein weiterer Grund für die anhaltende Kontroverse liegt in der Annahme vieler Hochschulkliniker, daß der Unterricht in den zunehmend spezialisierten Fächern sozusagen automatisch ausreichende medizinische Kenntnisse und Fähigkeiten vermittelt, um die sog. „einfache Medizin“ in der Praxis des niedergelassenen Arztes auszuüben. Es ist immer wieder erstaunlich, wie häufig bei Diskussionen über den Inhalt des Medizinstudiums der Allgemeinarzt als Ziel der medizinischen Ausbildung gerade von denjenigen genannt wird, die die im Curriculum ausgewiesene Vertretung primärärztlicher Tätigkeit im Medizinstudium für nicht notwendig halten. Ich halte die Zielsetzung des Medizinstudiums als Ausbildung zum Allgemeinarzt für falsch, nicht nur deswegen, weil die Mehrzahl der heutigen Medizinstudenten diesen Beruf nie ergreifen wird, sondern weil ich es für Wunschdenken halte, im Grundstudium überhaupt einen selbständig berufstätigen Arzt ausbilden zu können, auch nicht unter Zuhilfenahme der merkwürdigen Hilfskonstruktion des Arztes im Praktikum.

Die Diskussion wird weiterhin dadurch erschwert, daß die Problematik der einseitigen Gewichtung des Medizinstudiums auf die Hochschulkliniken in Deutschland, anders als in anderen westlichen Ländern, auf die Problematik des Fachs Allgemeinmedizin reduziert wird. Tatsächlich wird jedoch am Beispiel der Allgemeinmedizin nur das eigentliche Problem, nämlich die fehlende Einbeziehung der Welt der Primärmedizin in das Medizinstudium besonders deutlich sichtbar. Diese m. E. nicht problemgerechte Reduktion wird auch durch die Argumente vieler Lehrbeauftragter für Allgemeinmedizin gefördert. Die Beteiligung niedergelassener Ärzte aller anderer Fachrichtungen im allgemeinmedizinischen Unterricht wird trotz gut funktionierender Kooperation im Rahmen der Berufsausübung abgelehnt, obwohl es kaum möglich ist, genügend geeignete und motivierte Allgemeinärzte aus dem Einzugsbereich der Hochschulkliniken für eine kontinuierliche Beteiligung am Unterricht zu gewinnen. Ich werde in den folgenden Ausführungen das allgemeine Problem der primärärztlichen Tätigkeit behandeln, unter Berücksichtigung der Tatsache, daß dem Fach Allgemeinmedizin als dem Prototyp primärärztlicher Tätigkeit und aufgrund der fehlenden Vertretung dieses Gebiets dem Universitätsklinikum eine besondere Bedeutung zukommt.

Bevor man versucht, den Stellenwert des primärärztlichen Bereiches im Medizinstudium zu bestimmen, muß man sich über das allgemeine Ziel des Medizinstudiums und seinen Bezug zur berufsqualifizierenden Weiterbildung einigen. Ich gehe davon aus, daß das Ziel des Studiums ein Arzt ist, der die z. Zt. gültige, letztlich durch den Behandlungserfolg legitimierte medizinische Theorie gelernt und verstanden hat, und der darüber hinaus an geeigneten Beispielen die Fähigkeit erworben hat, die medizinische Theorie unter Berücksichtigung ihrer biologischen, psychologischen und sozialen Aspekte für die Lösung allgemeiner medizinischer Probleme und für die Lösung der immer komplexen Probleme eines einzelnen Patienten anzuwenden. Um zu erklären, was ich in diesem Kontext unter medizinischer Theorie verstehe, nenne ich einige ihrer Elemente: Verständnis des menschlichen Organsimus als Ergebnis der Evolution, Grundlagen der molekularen und zellulären Pathologie, Kausalität bei der Krankheitsentstehung und bei therapeutischen Interventionen, Bedeutung biostatistischer Verfahren für den Kausalitätsbeweis, Regulations- und Kompensationsmechanismen des menschlichen Organismus, Tendenz zur Selbstheilung exogener Erkrankungen, Relativität und Zeitgebundenheit des Krankheitsbegriffes, Krankheitsprägung durch soziokulturelle Traditionen.

Können wir dieses Ziel des Medizinstudiums ohne Einbeziehung der Bereiche der Primärmedizin erreichen? Warum ist es nicht möglich, die Entwicklung der in der Tätigkeit des Allgemeinarztes notwendigen Fähigkeiten ganz der Weiterbildung zu überlassen? Die Antwort liegt in der Erkenntnis, daß die Anwendung der medizinischen Theorie in paradigmatischen Situationen gelehrt, gelernt und eingeübt werden muß, und daß dazu Paradigmata aus allen wichtigen Bereichen der ärztlichen Berufsausübung herangezogen werden müssen. Die Situationen, in denen in der Primärmedizin, und hier wieder in besonderem Maße in der Allgemeinmedizin, medizinische Probleme gelöst werden müssen und können, unterscheiden sich erheblich von denen in einer Klinik der Maximalversorgung. Auch dazu will ich nur einige Stichworte nennen:

Der Allgemeinmediziner steht nicht, wie der Spezialist in der Klinik, einem „fachspezifisch vorsortierten" Patienten gegenüber. Jeder primärärztlich tätige Arzt hat bei einem Patientenkontakt zunächst zu entscheiden, ob tatsächlich eine behandlungsbedürftige Erkrankung oder vielmehr eine sozial-situativ bedingte oder selbstheilende Störung vorliegt. Er muß Entscheidungen primär allein, oft unter Zeitdruck und mit wirtschaftlich-technisch begrenzten Mitteln treffen. Fragen der Bedeutung sozialer Faktoren und der Differenzierung der psychosozialen, psychologischen oder somatischen Symptomgenese spielen eine wesentlich größere Rolle als in der Klinik.

In Hinsicht auf die Qualität primärärztlicher Versorgung scheint es mir nun von wesentlicher Bedeutung zu sein, bereits in der für den späteren Arbeitsstil wesentlichen Phase der beruflichen Sozialisation, d. h. während der studentischen Ausbildung neben Situationen des Patienten in der Klinik Situationen des Patienten in der primärärztlichen Praxis darzustellen. Nur auf diese Weise kann die entscheidende Erkenntnis vermittelt werden, daß unter den Bedingungen primärärztlicher Tätigkeit medizinische Probleme nur unter Anwendung derselben medizinischen Theorie gelöst werden können wie in der spezialisierten Klinik. Darüber hinaus muß durch Einbeziehung primärärztlicher Aspekte immer wieder anschaulich gemacht werden, daß wir in der Klinik immer einen „zufälligen" Ausschnitt aus der Biographie und der sozialen Situation erfassen. Die Einbeziehung der Primärmedizin ist deswegen sowohl für die „Wissenschaftlichkeit" späterer primärärztlicher Tätigkeit als auch für die ärztliche, an der Individualität des Patienten orientierte Ausrichtung des späteren Klinikarztes von Bedeutung.

Aus der These, daß die Einbeziehung des primärärztlichen Bereiches in das Medizinstudium sowohl für die ärztlich verstandene Tätigkeit des Klinikarztes wie auch für die wissenschaftlich verstandene Tätigkeit des Arztes in der Primärmedizin von Bedeutung ist, ergeben sich Konsequenzen für die Praxis des allgemeinmedizinischen Unterrichts. Um eine Spaltung der Theorieanwendung und allgemeiner Prinzipien ärztlicher Berufsausübung zwischen Klinik und Praxis zu verhindern, sollte der allgemeinmedizinische Unterricht soweit wie möglich mit der Lehre der im Universitätsklinikum vertretenen Fächer integriert werden. Dies gilt vorwiegend, aber nicht ausschließlich für die Innere Medizin, Kinderheilkunde, Psychiatrie und Psychosomatik, also für Fächer, deren Tätigkeit sich mit der Allgemeinmedizin stärker überlappt als die der operativen Disziplinen. Die notwendige Integration kann beispielsweise in Form gemeinsamer Unterrichtsveranstaltungen erreicht werden, in denen Allgemeinmediziner und ihrem Gebiet nahestehende niedergelassene Ärzte geeigneter Fachrichtungen und klinische Hochschullehrer beteiligt werden. Dabei sollten Probleme der Diagnostik und Therapie von Patienten aus der Praxis vom zuständigen klinischen Fachvertreter, Probleme der Therapie und Nachsorge von Patienten aus der Klinik von in der Praxis tätigen Ärzten kommentiert und kritisch diskutiert werden. Eine solche Unterrichtsform setzt bei aller notwendigen Klarheit der Meinungsäußerung Takt, Toleranz und Verständnis für die begrenzte Kompetenz der beteiligten Partner voraus. Ich darf an dieser Stelle einen weithin vergessenen Ansatz zur Integration des klinischen und primärärztlichen Unterrichts anführen: das von Klinikern und Ärzten aus der Praxis in den ersten Jahren des Medizinstudiums in Ulm gestaltete Begleitseminar zu dem damals von Herrn Häußler betreuten Hausbesuchsprogramm für Medizinstudenten der ersten klinischen Semester.

Vergleicht man die Forderung nach Einbeziehung und Integration der Primärmedizin in den Unterricht mit den Realitäten an den Medizinischen Hochschulen der Bundesrepublik Deutschland, so erkennt man die Größe der Aufgabe, die noch zu leisten ist. S. Häußler und einige Kollegen aus der Praxis und aus den Medizinischen Fakultäten haben eine Entwicklung eingeleitet, die trotz aller Rückschläge fortgesetzt werden muß.

Ist Prävention eine ärztliche Aufgabe?

F.-J. Grosse-Ruyken

„Das menschliche Leben ist wie ein Kerzenlicht, das im Wind und Rauche steht; man muß es hüten und beschützen; man sollte äußerst behutsam damit umgehen, damit es möglichst hell brennt, auch wenn wir alle wissen, daß es dann doch langsam aber sicher herunterbrennt und einmal endgültig erlöschen wird", so heißt es bei Maimonides, dem großen jüdischen Arzt am Hof des Sultans in Córdoba im 12. Jahrhundert.

Diese weisen Worte führen uns einerseits zu der Einsicht, daß jeder Mensch eine eigene Verantwortung und Zuständigkeit für die Erhaltung seiner Gesundheit hat, andererseits zeigen sie aber auch dem Arzt, daß sein Auftrag, Leben in jeder Phase seines Seins zu schützen und zu bewahren, allumfassend ist: Kuration und Prävention sind hierin gleichermaßen enthalten. Belegt ist dies bereits bei Hippokrates, der in seinem Eid neben Apollon und Asklepios auch dessen Töchter Hygiaia und Panakaia anrief, wobei die Göttin Hygiaia das Prinzip der Hygiene und Gesunderhaltung, während die Göttin Panakaia, die „All"-Heilerin, das Prinzip der Krankheitsbeseitigung, also der Wiederherstellung der Gesundheit darstellt. So heißt es auch bei Hippokrates: „Wohlgetan ist es, die Gesunden zu führen."

Die präventive Medizin - seit Jahrtausenden ein Thema der Heilkunde, seit 100 Jahren aber mehr vergessen und verdrängt - ist in den letzten Jahren wieder auffallend in den Mittelpunkt des öffentlichen Interesses gerückt. Die Erkenntnis, daß die naturwissenschaftliche Medizin zwar Großes geleistet hat, trotzdem aber die Krankheiten zunehmen, sich verbreiten und vermehren und auch die Therapien kaum noch sanieren, sich aber dafür auf immer intensiver werdende Heiltechnik konzentrieren, die immer teurer wird und immer weniger Bedürftigen zugute kommt, diese Erkenntnis läßt unser ärztliches Bemühen wieder da ansetzen, wo Krankheiten entstehen: im Ablauf unseres Alltages, bei unserer Lebensführung. Ethnisch und familiär geprägte Lebensgewohnheiten, persönlicher Lebensstil und die Einwirkungen der sozialen Umwelt auf die Tages- und Lebensabläufe des einzelnen, werden zu Untersuchungsgegenständen in einer neuen Medizin. Denn dieser neue Trend in unserer Medizin ist unaufhaltsam, eine systemimmanente Selbstkorrektur. Unser Gesundheitswesen ist aus Gründen der Selbsterhaltung dabei, sich auf seinen Namen zu besinnen. Auf die Gesundheit nämlich, die nicht, wie die bisherigen Verfahrensweisen nahelegten, erst über die Krankheit zu erreichen ist. Die Gesundheit ist wieder zum Objekt aller ärztlichen Anstrengungen geworden.

Zur Verdeutlichung nur drei Zahlen:

96% aller Menschen kommen gesund zur Welt. Diese Gesundheit zu erhalten und zu schützen, sollte also das erste Ziel aller ärztlichen Bemühungen sein. In unserer Wirklichkeit aber betreffen 80% unseres Ausbildungspensums und auch unserer Kosten die diagnostische Technik. Es muß hier nicht besonders erwähnt werden, in welchem Umfang der Amortisationszwang, der von den Diagnosegeräten ausgeht, nicht nur die Diagnose, sondern auch die Therapie lenkt. Hans Schäfer, der scharfsichtige unter den Vordenkern der Medizin, berichtet von Studien, nach denen man „entweder einen geringen oder gar keinen Zusammenhang zwischen der Sterblichkeit und dem Umfang der medizinischen Versorgung“ fand.

Wenn wir 70% unserer klinischen Kosten für Kranke aufwenden, die ein Jahr später nicht mehr am Leben sind, investieren wir in den Tod. Wir kämpfen gegen die Krankheit, die wir 40000fach beschreiben können, anstatt uns um die Erhaltung der Gesundheit zu bemühen, die aber im medizinischen Gegenstandskatalog kein Stichwort ist. Im *Pschyrembel* liefert das Präfix „Anti“ 130 Stichwörter. Ist die antibiotische Grundhaltung des Kampfes „gegen“ nicht eine Fehlhaltung? Gotthard Schettler, unter den Internisten einer derjenigen, die noch Überblick haben, moniert „daß sich viele Kardiologen noch immer vorwiegend um die Behandlung bereits bestehender Läsionen bemühen, ohne die Prinzipien der Prävention genügend zu beachten“.

Das bisher Gesagte läßt sich kurz und nicht ganz falsch zur Feststellung komprimieren: Zu spät und zu viel! Das will sagen, die ärztlichen Bemühungen setzen zu spät im Leben des potentiellen Patienten ein, dessen Bemühen es sein müßte, keiner zu werden. Wie das zu erreichen wäre, könnte erlernt werden, wenn die Doktoren sich der Sinngebung ihres Titels bewußt wären, nämlich Doktoren, also Lehrer zu sein. Und zu viel, das will sagen, daß die Gesamtausgaben für unser Gesundheitswesen – gegenwärtig bei 250 Milliarden im Jahr angekommen – nicht in gleicher Progression ansteigen können, wenn wir unser Sozialprodukt auch noch für andere Ziele einsetzen wollen. Und doch bilden wir pro Jahr 6000 Ärzte mehr aus, als aus dem Beruf ausscheiden. Es muß also der Zugang zum Arztberuf gedrosselt werden – und zwar beim Einstieg, nicht am Ende der Ausbildung, was nämlich unmenschlich wäre, wenn es wirksam sein könnte.

Was aber wäre wirksam? Eine Beschränkung des Zugangs, nicht durch Kreuze-Schreiben auf Fragebögen, sondern durch eine Selbstauslese der Bewerber, die sich im Einsatz und in jenen Tugenden bewähren sollten, die den ärztlichen Beruf aus seinen humanen und christlichen Wurzeln erhalten. Also praktisch: Die Bewerber um einen medizinischen Studienplatz sollten in einem dem Studienbeginn vorgestalteten propädeutischen Jahr einfache Dienste und Leistungen für Alte, Kranke und Behinderte erbringen, und auf diese Weise den wirklich Hilfsbedürftigen dienend caritative und diakonische Erfahrungen sammeln, wie sie während des ganzen Studiums nicht mehr zu gewinnen sind. Solche Erfahrungen sind für den Beruf des Arztes und vor allem für sein Selbstverständnis wichtiger als etwa Einführungen in den Computergebrauch.

Was wäre außerdem wirksam? Eine Erweiterung und Ausdehnung der ärztlichen Aufgaben und Zuständigkeiten. Die Medizin ist von allen auf den Menschen bezogenen Wissenschaften die zentrale und die wichtigste, denn sie kommt seinen existentiellen Problemen am nächsten. Von ihr darf sich der Mensch in seiner Verunsicherung die entscheidende Hilfe erwarten, wenn die Ärzte sich nicht in ein wissenschaftliches Refugium der Spezialisierung zurückziehen. Aber die Medizin ist nicht – was große Vorbilder wie Virchow und Hufeland immer wieder betont haben – von ihrer sozialen und politischen Bedeutung zu separieren. Die Spezialisierung der Ärzte ist gleichbedeutend mit ihrer Flucht aus der Verantwortung, die sie für das Ganze haben. Wer so viel weiß über den Menschen und über die Bedingungen, unter denen er auch in Zukunft ein ihm würdiges Leben wird führen können, wer in der Lage ist, dazu tätige und wirksame Hilfe zu leisten, kann sich nicht in immer kleineren Fachbereichen abkapseln und für das Ganze unzuständig erklären.

Victor Emanuel Frankl hat eine Erhebung gemacht und darin nach den Menschen gesucht, die bei ihren Mitmenschen das höchste Ansehen genießen. Ergebnis: „Die, die unter persönlichen Opfern sich für ihre Mitmenschen einsetzen."

Was ist es denn, was den praktischen Arzt auf den Ranglisten des Sozialprestiges auf dem ersten Platz hält? Es ist der Vorschuß an Vertrauen auf die mitmenschliche Hilfeleistung des Arztes. Werden die Ärzte diesen Vorschuß erstatten?

Die neue Medizin, die in Umrissen erkennbar ist und die nicht von außen aufgezwungen sein kann, sondern die entstehen wird aus einem von Ärzten selbst bewirkten Umdenkungsprozeß, wird eine sprechende Medizin, eine Medizin der Mitmenschlichkeit sein.

Das Ziel für den Klienten des Arztes wird nicht mehr die Krankschreibung sein oder gar als Gipfel einer jahrelangen Karriere als Fachpatient der Schwerbehindertenausweis, sondern die Bewahrung der Gesundheit, die Vermeidung und Abwehr der Krankheit und die Bestärkung der Fähigkeit, auch mit den unausweichlichen Einschränkungen ein relativ gesundes Leben zu führen. Denn „Gesundheit ist kein Zustand, sondern eine Haltung".

Der neuen Medizin geht also ein neues Denken voraus. Die alten Alternativen, dort Gesundheit, hier Krankheit, gelten so nicht mehr. Gesundheit und Krankheit sind komplementäre Seinsweisen unserer Existenz, zu deren verfügbaren Beständen sie gehören, was so viel heißt, daß sie in unsere Verantwortung gegeben sind. Und ihre Komplementarität besagt, daß sie sich ergänzen und gleichwohl ausschließen. Sie schließen sich aus in ihren Extremen als ganze Gesundheit und völlige Krankheit. Sie ergänzen sich in dem großen Übergangsfeld, auf dem sich der Alltag unseres Lebens abspielt: nicht mehr ganz gesund, aber auch nicht völlig krank. Unsere Lebenswirklichkeit ist komplementär.

Es war Nils Bohr, der den Begriff der Komplementarität zur Beschreibung der Wirklichkeit in der Physik heranzog. Er war aber zugleich der Überzeugung, daß dieser Begriff auch für die realitätsbezogene Darstellung anderer Wirklichkeiten taugt. „Contraria sunt complementa" lautete sein Wahlspruch: Die Gegensätze ergänzen sich.

Das neue Denken wird also ablassen von den alternativen Zwangsvorstellungen des Entweder - Oder, entweder gesund, oder krank, sondern es wird die Lebenswirklichkeit als vielfältigen und bunten Kompromiß begreifen. Jeder kann nur so krank werden, wie seine Gesundheit die Krankheit erträgt.

Und die Ärzte werden - was die besten unter ihnen ja immer waren - bewußt Doktoren, also Lehrer sein, die ihren Klienten helfen werden, die Gesundheit so zu bewahren, daß die eigene Verantwortung zur Führung des Lebens wahrgenommen werden kann. Sie werden das nicht mehr nur im eigenen Sprechzimmer tun, sondern in vielfältigen neuen Aufgabenbereichen, die zu übernehmen sie sich weder scheuen noch in vermeintlicher Bescheidenheit entziehen dürfen.

„Prävention beginnt im Kindergarten", sagt Schettler. Die ärztlichen Anstrengungen um die Bewahrung der Gesundheit werden in der Tat in dem Maße erfolgreich sein, wie es gelingt, sie vorzuverlegen in jene Zeit des individuellen Lebens, in der die Lebensführung, ihre Grundsätze und Praktiken erlernt werden. Also im Elternhaus, im Kindergarten, in der Schule, in der Lehre. Und alle Erwachsenen, die dort in der Verantwortung für die Kinder stehen, werden die Mitarbeiter der Ärzte sein, werden sich nach dem Gesamtplan richten, den sie mit der Unterstützung ihrer Hilfswissenschaften ausgearbeitet haben.

Diese erweiterte, um mitmenschliche - oder, wenn man so will - soziale Dimensionen erweiterte Zuständigkeit der Ärzte wird - so widersprüchlich das jetzt auch klingt - zu einer weiteren Spezialisierung führen. Allerdings wird diese weitere Spezialisierung nicht nach innen gewandt, nicht fach- und sachbezogen sein, sondern sie wird komplementär sein, sie wird nach außen gerichtet sein, sie wird auf Menschengruppen und deren spezielle soziale Situation abzielen.

Was ist gemeint?

Warum sollten in einer Zeit, in der die Computerproduzenten den Schulen ihre Geräte schenken - in der Überzeugung übrigens, damit Wesentliches für die sachgerechte Lösung zukünftiger Probleme beizutragen -, warum sollten die Kassen und Versicherungen den Schulen nicht Ärzte schenken mit der wahrscheinlichen Garantie, daß in einem freiwilligen Kurssystem wesentliche Beiträge zur Gesundheitsbildung geleistet würden?

Das gleiche gilt für die noch wichtigeren Kindergärten und für die Berufsschulen.

Warum sollten an den pädagogischen Hochschulen und in den praktischen Abschnitten der Lehrerausbildung nicht Ärzte zusammen mit Pädagogen, Psychologen und Didaktikern tätig sein, um Gesundheitsspiele zu entwickeln, die, an die Doktorspiele der Kinder anknüpfend, das Gesundheitswissen, das einem Kind einsichtig gemacht werden kann, spielend, also praktisch übend vermitteln?

Warum sollten an den Volkshochschulen nicht Kurse stattfinden, in denen Ärzte die Leitlinien der Lebensführung darstellen und die dazu gehörenden Regelkreise praktisch einführen?

Warum sollten in den Pressestellen der Kammern nicht publizistisch erfahrene Ärzte zur Beratung der Fachredaktion in den Medien oder auch einzelner Journalisten zur Verfügung stehen? Die öffentliche Diskussion medizinischer Fragen, die Aufklärung der Laien über Probleme der Prävention, könnten durch engagierten Sachverstand durchaus an Seriosität und damit an Wirkung gewinnen.

Warum sollten den Bürgerinitiativen und Selbsthilfegruppen - wenn sie das wünschen - nicht Ärzte zur Verfügung stehen?

Aber wer sollte das alles machen? Ist es wirklich nicht denkbar, daß in allen Kammern in Zusammenarbeit mit deren Pressestellen Dozentenstäbe gebildet werden, in denen didaktisch und publizistisch begabte Ärzte - solche mit aufklärerischem Impetus - für diese gesellschaftlich wichtige und sozial gebotene Aufgabe bereitstehen? Die verschiedenen Aufgabenfelder, gegliedert nach Empfängergruppen und sozialer Situation, könnten durch speziell vorbereitete Ärzte versorgt werden, deren Spezialisierung eine notwendige Ergänzung wäre zu der nach innen gerichteten Fachbezogenheit der Gebietseinteilung.

Es werden viele den Kopf schütteln über so viel realitätsfernen Unverstand. Für all das sollten Ärzte verantwortlich sein? Sie sollen es werden, denn nur dann werden wir nicht zu viele Ärzte haben und nur dann werden wir den von immer noch euphorischen Tönen begleiteten Marsch der Medizin in die Unmenschlichkeit der manipulativen Technik umkehren können.

Die erneuerte Medizin der Mitmenschlichkeit setzt das Umdenken voraus.

Und wenn die Ärzte sagen, aber wir haben doch Psychologie nicht gelernt oder gar Pädagogik, man will uns verführen, uns zu übernehmen, dann heißt die Antwort: Im Gegenteil, man muß die Ärzte dazu ermutigen, daß sie ihren Sicherstellungsauftrag nicht immer restriktiv handhaben, sondern ihn endlich auch ausdehnen, auf die Bewahrung der Gesundheit, auf deren aktiven Schutz; man muß sie ermutigen, sich nicht abhängig zu machen von den Verlockungen apparativer Technik, den Versprechungen pharmazeutischer Substitution. Sie stehen - auch ihre Vertreter der forschenden Medizin - im Zentrum der anthropologischen Wissenschaften, von ihnen wird der Gesamtplan für die Lebensführung, wird ein Leitfaden der Gesundheitsbildung erwartet

Ohne den Gesamtplan sind die Details sinn- und wirkungslos. Der Gesamtplan ist bezogen auf den Menschen, der in seiner sozialen Wirklichkeit, also in der Gemeinschaft, in der er lebt, so lebenstüchtig bleiben soll, daß er seine Existenz in eigener Verantwortung gestalten kann. Gesundheit und Krankheit sind Seinsweisen dieser Existenz, zu deren Ausgestaltung und Bewältigung es lehrbare Strategien gibt, die als der praktikable Teil des Gesamtplans in einer Gesundheitserziehung verwirklicht werden sollen. In einer solchen Lebenspraxis wird die Gesundheit mehr als deklamatorischen Wert haben, aber sie wird nicht als höchstes Gut rangieren können, dessen Verlust den von Krankheit Getroffenen zu einem minderen Menschen macht.

Die Kulturgeschichte der Menschheit ist voll von überwältigenden Beispielen dafür, daß Kranke, die Krüppel waren, die nach unseren Maßstäben arbeitsunfähig wären, Lebensleistungen von einmaliger und bleibender Geltung vollbrachten. Mit Einschränkungen ein gleichwohl sinnvolles und damit auch erfülltes Leben zu führen, gehört zu den menschlichen Fähigkeiten, die geübt und entwickelt werden können. Den Ärzten stehen dazu die Coping- oder Bewältigungsstrategien zur Verfügung, mit deren Rüstzeug sie ihre Patienten ausstatten und ertüchtigen können. Es ist dies die praktische Entwicklung dessen, was Nietzsche als „Die Große Gesundheit“ beschrieb, die daran gemessen werden sollte, wie viel an Krankheit sie überwinden kann.

Die zunehmende Zahl der alten Menschen in unserer Gesellschaft erhebt die Geriatrie aus ihrem Getto der Fachspezifität in den Rang einer gesamtärztlichen Aufgabe. Und als deren Basiserkenntnis kann wohl gelten, daß ein Mensch nur so krank sein kann, wie es seine größere Gesundheit erträgt. Das alte, alternative Denken muß dem neuen, komplementären Platz machen. Also: Der Arzt als Führer und Lehrer der Kunst, mit Einschränkungen zu leben. Er wird diese Führungs- und Leitungsfunktion nicht nur als Vorbild und Lehrer in seiner eigenen Praxis erfüllen, er wird auch soziale Funktionen übernehmen in Selbsthilfegruppen etwa, wo er fachkundigen Rat erteilt, wo er Wissen vermittelt, wo er Hilfe zur Selbsthilfe leistet. Der Übergang vom Einzelpatienten zur Gruppe sollte nicht als Hürde gesehen werden, denn die Zweiergruppe, Arzt - Patient, ist die Keimzelle aller Gruppen, und die Einbeziehung des Patienten-Partners oder gar seiner Familie ist ja nur eine Station auf diesem Wege. Und um ein guter, dem Mitmenschen zugewandter Helfer zu sein, muß man als Arzt nicht Pädagogik studiert haben, sowenig wie der Vater, der ein Kind zeugt, Biologie, oder - wenn er es erzieht - Pädagogik, oder - wenn er es ohrfeigt - die Juristerei studiert haben muß. Die größeren Fähigkeiten der Älteren oder der Erfahreneren oder der Wissenden sind Legitimation und Anlaß genug, davon Gebrauch zu machen.

Der größte Bereich ärztlich-präventiver Tätigkeit wird jedoch der sein, der auf die Abwehr und auf die Vermeidung der die Gesundheit gefährdenden Verhaltensweisen zielt. Und wenn man bedenkt, daß jene Krankheiten, die die Morbiditäts- und Mortalitätslisten anführen, verhaltensabhängig sind, wird die gesundheitspolitische Einwirkungsmöglichkeit des Arztes erkennbar, die er bei jedem Patientenkontakt im Sinne der Prävention ausnützen sollte.

Aber der auf Gesundheitsbildung zielende und die Möglichkeiten einer vielschichtigen Gesundheitserziehung nutzende Gesamtplan kann nicht auf den Sprechstundenkontakt - so wichtig er ist - beschränkt sein. Doktoren - nochmals: docere heißt lehren - die Doktoren sind gefragt; es sei wiederholt - bei Gesundheitsinitiativen der Bürger, bei Selbsthilfegruppen Gefährdeter, in Kindergärten und Schulen und nicht zuletzt bei den Bemühungen der Kammern und Kassen. Niemand soll sagen, all dieser löbliche Aufwand sei bei relativ geringen Kosten in seinem Nutzen unmeßbar. Da ist einmal das amerikanische Beispiel, das zeigt, daß die koronare Herzkrankheit unter der Einwirkung gesundheitserzieherischer Maßnahmen seit 1968 deutlich spürbar zurückgegangen sind. Allein die Zahl der Raucher sank um 25%, die der Raucherinnen um 11%; bei uns stieg der Anteil der Raucherinnen um 10% an. Bei den Amerikanern zeigte sich bei dieser erfreulichen Entwicklung ein deutlicher Zusammenhang zwischen Bildung und Erfolg. Ein positiver Zusammenhang, wie er übrigens auch aus dem Infarktgeschehen bei uns abgelesen werden kann, denn aus der Managerkrankheit der frühen 50er Jahre wurde inzwischen eine Jedermann-Krankheit, denn Manager aus den Chefetagen haben längst gelernt, den Versuchungen des Luxuskonsums zu widerstehen. Während es zwischen 1918 und 1921 und zwischen 1945 und 1948 praktisch keine Infarkte gab, stieg die Zahl in den frühen 50er Jahren zuerst bei denen an, die sich was leisten konnten, bis sie einsahen, daß sie es sich nicht leisten durften. Eine medizinisch-soziologische Untersuchung des Infarktgeschehens wäre eine dokumentarische Rechtfertigung für die Gesundheitsbildung.

Jedermann einsichtig zu machen, daß mit weniger aber richtigem Essen, mit weniger Rauchen, mit weniger Alkoholgenuß, mit weniger Medikamentenunfug, mit weniger sinnloser Erregung, aber mehr Freundlichkeit und körperlicher Bewegung, daß damit mehr für die Bewahrung der Gesundheit getan werden könnte als mit allen Wiederherstellungsversuchen in Kliniken und Kurheimen je zu erreichen ist, das einsichtig zu machen, wäre als Ziel der Gesundheitserziehung nur zu erreichen, wenn den dazu nötigen Anstrengungen ein für alle Beteiligten einsehbarer und dann auch befolgter Gesamtplan zugrunde läge. Die Ansätze zu solchen Bemühungen sind vielfältig, aber leider nicht in wirkungsvoller Weise koordiniert. Die Ärzte allein können diese Arbeit nicht leisten, aber sie müssen sie lenken und leiten. Sie sind die „doctores ex cognitione". Nicht nur ihr Ansehen, auch ihre Kenntnisse sollten sie zu solchen sozialpolitischen Anstrengungen verpflichten. Es wird schwer sein, sie davon zu überzeugen, aber wir sind auf dem Wege.

Am Anfang der neuen Medizin steht das neue Denken. Dann folgen die Versuche, das Neue zu tun. Es folgen Rückschläge, es folgen Ermutigungen; und schließlich folgen auch neue Bewertungsmaßstäbe und Honorarstrukturen. Aber: Notabene nervus rerum non est moto rerum.

Die Prävention ist also mehr als eine vorübergehend in Mode gekommene Vokabel. Sie ist das Kennwort für eine neue Medizin der Mitmenschlichkeit. Und deren Ziel ist es, die Gesundheit zu erhalten, die Krankheit zu vermeiden und schließlich unumgängliche Einschränkungen zu akzeptieren.

Der Medizin ist es mitzuverdanken, daß das durchschnittliche Lebensalter der Menschen auf 74 Jahre angestiegen ist. Zukünftige Medizin kann nicht nur bedeuten, daß wir dem Leben noch mehr Jahre geben, sondern daß wir uns bemühen, diesem Mehr an Jahren auch wirkliches Leben zu geben.

Der ethische Auftrag einer anthropologisch orientierten Allgemeinmedizin

H. Mattern

Ethische Probleme im ärztlichen Alltag, ein Thema, das ich als Herausforderung empfinde, Herausforderung zum Bekenntnis eines Arztes, der vier Jahrzehnte auf der Suche war. Unsicherheiten, Fehlentscheidungen, Erfolge und Rückschläge waren am Wege, doch in jungen Jahren das Glück, großen Lehrern begegnet zu sein, die in der Rückschau das ärztliche Leben prägten.

Meine Ausführungen müssen verstanden werden aus der grundsätzlich anderen Perspektive, die mein Standort zuläßt. Es sind täglich Millionen Menschen, die durch die Praxen meiner Kollegen gehen. Kranke, sich krank fühlende, ängstliche, verzweifelte, die der Technik und der modernen Wissenschaft staunend, hoffend, aber auch zweifelnd begegnen. Viele, die sich auch ausgeschlossen fühlen, da ja ihre Krankheitsangebote meist nicht spektakulärer Art sind.
Ich möchte das Thema in drei Abschnitten darstellen:

1) „Die Heidelberger Schule", ein ethischer Denkansatz?
2) Patientenbegegnung unter ethischem Aspekt.
3) Gesinnungswandel als ethischer Auftrag.

Zur ethischen Frage gibt es juristische, theologische und medizinische Aspekte. Sie alle muß der behandelnde Arzt in gewissen Situationen beachten. Es gibt aber eine spezifische ärztliche Ethik. Ethischen Grundsätzen sollten alle Menschen unterworfen sein. Nur die Konfliktfähigkeit ist beim Arzt wohl eine höhere. Einmal durch die meist größere Nähe zum kranken Menschen und in neuerer Zeit vermehrt durch den Einbruch technischer Probleme in das Patient-Arzt-Verhältnis.

So trägt die Medikalisierung und die Technisierung der Medizin den ethischen Konflikt in sich, da es sich nicht um einen unikausalen Handlungsweg des Arztes handelt, und erhoffte Wirkungen zum Wohle des Kranken unerwünschte, ja gefährliche Nebenwirkungen mit sich bringen können.

Diesen Preis des Fortschritts mit der Gefahr des Verfalls tradierter ethischer Normen müssen wir zahlen, es sei denn, wir finden heraus aus unserer egozentrischen Gesinnung, die nur materiellen Besitz und spektakuläre Erfolge meint.

Wie sehr unsere Zeit unter der Faszination des Machbaren steht, möchte ich an einem Ereignis deutlich machen, das nur etwa 20 Jahre zurückliegt. Es war genau im November 1962 in London. 27 Wissenschaftler, darunter 5 Nobelpreisträger, trafen sich zu einem Symposion. Es schien so, daß der Geist von Sir Huxley noch gegenwärtig war. Man bedauerte die genetische Rückentwicklung des modernen Menschen, und man stellte Überlegungen an, wie man diese negative Entwicklung zum Positiven steuern könnte. Die Diskussion vollzog sich wie in einem modernen Wirtschaftsbetrieb, der die effektive Produktion anstrebt. Die Gedankengänge waren ganz offensichtlich von den positiven Erfahrungen der amerikanischen Viehwirtschaft beeinflußt, wo man Samenbänke mit den Produkten erstklassiger Zuchtbullen angelegt hatte.

Doch der Verstand dieser hochkarätigen Wissenschaftler schien überfordert; so überlegte man sich zunächst Eingriffe schon vor der Geburt des Menschen, um größere Gehirne zu züchten und durch Vermehrung der Ganglienzellen höhere Leistungsfähigkeit zu erreichen. Oder Kontrazeptiva in Lebensmittel zu mischen und ein Gegenmittel nur den Menschen zu verabreichen, die eine Lizenz zum Kinderkriegen erhalten haben.

Da wirkte befreiend in jener Zeit der biologische Verstand eines Bernhard Shaw, der das Heiratsangebot der englischen Schönheitskönigin, die aus der Verbindung des klügsten Mannes mit der schönsten Frau das ideale Kind erwartete, mit der Anmerkung zurückwies, er könne aber nicht wissen, ob dieses Kind nicht vielleicht seine Schönheit und ihre Intelligenz erben würde.

Dieses Symposion hatte dennoch einen positiven Effekt, nämlich unser Problembewußtsein wachzurufen. Der Hinweis auf das Londoner Symposion soll nur den Weg aufzeigen, den die falsch verstandenen Naturwissenschaften im Begriff sind zu beschreiten. Sie sind ja eine logische Fortführung der gewaltigen Erfolge des 19. Jahrhunderts. Erinnern wir uns an das Jahr 1886 als Werner von Siemens in Berlin die Bilanz seines Jahrhunderts zog und vor der Versammlung der Gesellschaft Deutscher Naturforscher und Ärzte in 8 Punkten die Folgen der naturwissenschaftlichen Erkenntnisse für die Menschheit aufzeigte.

1. Die menschliche Arbeit wird leichter werden und letztlich nur noch eine intellektuelle Arbeit sein.
2. Statt körperlichen Einsatz zu leisten, leiten wir lediglich „die Arbeit der eisernen Arbeiter".
3. Mit eingesparter Arbeitszeit steigt die Effizienz der Arbeit, wobei das Leben des Menschen sich immer genußreicher gestalten wird.
4. Mit steigenden Ernährungsmöglichkeiten wird auch die Zahl der Menschen anwachsen. Ihre Zahl wird völlig unabhängig sein von der natürlichen Ertragsfähigkeit, wenn erst die „Chemie im Bunde mit der Elektrotechnik" die Nahrungsmittel künstlich herstellt.
5. Der Mensch wird den Überschuß an Zeit zu seiner geistigen Ausbildung verwenden und seine Lebensgenüsse stetig steigern.
6. Die medizinische und hygienische Basis des Volkes wird zur gesünderen Entwicklung des künftigen Menschheitsgeschlechtes an Körper und Geist führen.
7. Die mechanischen Ereignisse tragen Kunst und Wissenschaften bis in die kleinste Hütte, um auch dort das Leben und die Gesittung zu heben.
8. „Das Licht der Wissenschaft" wird unerbittlich jede Form von Aberglauben und Fanatismus tilgen.

   Und so können wir, schließt Siemens, den „Aufbau des Zeitalters der Naturwissenschaften" ruhig weitertreiben, „in der sicheren Zuversicht, daß es die Menschheit moralischen und materiellen Zuständen zuführen werde, die besser sind als sie je waren und heute noch sind".

Wir stehen bald am Ende *unseres* Jahrhunderts. Die Bilanz steht uns noch bevor.

Vor der 100. Versammlung der Gesellschaft deutscher Naturforscher und Ärzte hat Karl Jaspers in Wiesbaden es so formuliert: „Unser Zeitalter steht allenthalben vor der Frage nach der Umkehr."

Kritisch reflektiert auch Butenandt (1952), „keine naturwissenschaftliche Erkenntnis gibt Normen für das menschliche Verhalten. Vergessen wir niemals wieder, daß die von der Naturwissenschaft verwendete Methodik nur einen begrenzten Aspekt der Wirklichkeit, nicht aber die ganze Wirklichkeit darbietet".

Das vergangene 19. Jahrhundert und das sich dem Ende zuneigende 20. Jahrhundert haben bisher offensichtlich überhört, was der junge Novalis am Ende des 18. Jahrhunderts dem 19. Jahrhundert zurief: „Wenn die Menschen einen Schritt vorwärts tun wollen zur Behandlung der äußeren Natur durch die Kunst der Organisation und der Technik, dann müssen sie vorher drei Schritte der ethischen Vertiefung nach innen getan haben. Tun sie diese drei Schritte nach innen nicht vor dem ersten Schritt nach außen, so entsteht aus diesem sog. Fortschritt zuletzt nur namenloses Unglück."

Nun war es und konnte es auch nicht meine Absicht sein, das 19. Jahrhundert mit den zweifellos bedeutenden naturwissenschaftlichen Erfolgen, die bis in kommende Jahrhunderte hineinwirken werden, in Frage zu stellen. Es war die Zeit eines Virchow, eines Billroth und vieler anderer Forscher und Kliniker, denen unsere Hochachtung gebührt.

Dennoch mag es einem Arzt, der ein halbes Jahrhundert als Arzt, vier Jahrzehnte davon in seiner Heimatstadt als praktizierender Arzt tätig war und bereits der dritten Generation begegnet, erlaubt sein, auch kritische Rückschau zu halten.

1) Zum geistigen Hintergrund meiner Ausführungen gehört in ganz besonderer Weise die „Heidelberger Schule". Sie wird vor allem durch drei bedeutende Kliniker repräsentiert: Ludolf von Krehl, Richard Siebeck und Viktor von Weizsäcker. Krehl und Weizsäcker waren noch meine Lehrer, für deren prägenden Einfluß ich zu tiefstem Dank verpflichtet bin. Krehl wurde 1861 in Leipzig geboren. Rufe an die Kliniken in Jena, Marburg, Greifswald, Tübingen und schließlich an den berühmten Lehrstuhl der Straßburger Klinik als Nachfolger von Naunyn folgten. 1907 übernahm Krehl dann den Heidelberger Lehrstuhl. Er kam aus der streng naturwissenschaftlichen Ära. Doch er überwand bald das rein organbezogene Denken, als Arzt konnte ihm die naturwissenschaftliche Grundlage nicht genügen. So bekennt er 1931: „Ich bin Arzt und für den Arzt ist der Mensch alles. Wenn der Mensch als Ganzes zum Vorwurf der Forschung dient, da kann man nicht mehr fragen, gehört eben diese Forschung zu der Naturwissenschaft, zur Biologie, zu den Geisteswissenschaften? Sie braucht sie alle, sie steht zu allen in Beziehung - aber sie geht in keiner von ihnen auf."

Es würde sich ja lohnen, an dieser Stelle auf die Persönlichkeit dieser großen Kliniker einzugehen, deren Ausstrahlung jedem, der ihnen begegnen durfte, unvergeßlich bleibt. Doch es würde den Rahmen meines Themas sprengen. Krehl blieb bis zu seinem Tode 1937 in Heidelberg, nachdem er ehrenvolle Berufungen nach Berlin, München und Wien abgelehnt hatte.

Der berühmte Ausspruch Krehls: „Wir kennen keine Krankheiten, wir kennen nur kranke Menschen", entsprach seiner zutiefst gelebten Gesinnung. So wurde er zu einem der „geistigen Antipoden" der Medizin seiner Zeit.

Wie sehr Krehl hohe ethische ärztliche Haltung mit naturwissenschaftlicher Bildung verband, zeigte seine Initiative zur Gründung des Heidelberger Max-Planck-Institutes vor jetzt 56 Jahren. Sieben Nobelpreisträger haben dort ihre Arbeiten begonnen oder vollendet.

Die Heidelberger Schule Krehls hatte auch, wie Dennig einmal mit Recht schrieb, Tausende von praktischen Ärzten direkt oder indirekt beeinflußt.

In Begleitung und Nachfolge Krehls wurden Richard Siebeck und Viktor von Weizsäcker die Exponenten seiner Schule. Feinsinnigkeit im ärztlichen Denken und Handeln zeichneten Siebeck als Kliniker ebenso aus wie seine klinische Forschung. Seine klinischen Methoden wurden gesucht, nicht um ihrer selbst willen, auch nicht, um den Kranken zum Gegenstand eines objektivierenden Wissenschaftseifers zu machen, sondern allein um dem Kranken zu dienen. Die Theologen wird es interessieren, daß die bedeutenden Vertreter der Heidelberger Schule, also Krehl, wie Siebeck, wie Weizsäcker, eine enge Beziehung zur Theologie hatten, die sich auch in Monographien niederschlug. So war die enge Freundschaft von Siebeck mit dem Schweizer Theologen Karl Barth sicher keine Zufälligkeit.

Schließlich die dritte herausragende Gestalt der Heidelberger Schule, Viktor von Weizsäcker. Über 30 Jahre seines Lebens hat er in unmittelbarer Nähe Krehls verbracht, als Student, als Assistent, Stellvertreter, nach seinem Worte als Freund, zuletzt als sein Arzt. Er hat ihn geliebt, mit ihm gekämpft, ihn verehrt und kritisiert und wieder geliebt.

Es ist schwer, diesen Arzt, wie auch Krehl und Siebeck, auch nur annähernd in ihrer Bedeutung nachzuzeichnen. Meine Perspektive war damals die des Studenten, mehr oder minder fleißig, doch, so glaube ich, sensibel für die Größe dieser Lehrer.

Bei Weizsäcker erfuhr ich von der biographischen Methode, die die Krankheitsanamnese zu einer Krankengeschichte des Individuums erweiterte, unter Einbeziehung der sozialen Dimension.

Von Weizsäcker stammt der Begriff des „Allgemeinen in der Medizin" mit der Forderung nach einer wissenschaftlichen Grundlage, einer technischen Methode, der sozialen Dimension und des ethischen Handelns des tätigen Arztes. Zugleich meinte er damit die Besinnung auf das Menschliche, auf die Erforschung des Menschen, auf das Studium der Krankheit als einer Weise des Menschseins.

An dieser Stelle möchte ich den ersten Abschnitt meines Beitrages abschließen, den ich in einer relativen Ausführlichkeit - für die ich um Nachsicht bitte - dargestellt habe. Warum? Es lag mir am Herzen, die Bedeutung der lehrenden Persönlichkeit für Studium und Praxis am Beispiel der „Heidelberger Schule" aufzuzeigen - ihre Wirkungskraft auf verantwortliches und ethisches Handeln. Aber auch, um eine Antwort auf die quälende Frage zu finden: Geht uns Ärzte nur die Voraussetzung des Lebens oder auch seine Bestimmung etwas an?

2) Nun sei es mir erlaubt, den zweiten Teil meines Beitrages darzustellen. Wir formulieren ja das Thema „Ethische Probleme im ärztlichen Alltag". Das ärztlich-ethische Gewicht dieser Thematik wird einem Arzt erst in der Reflexion jahrzehntelanger Begegnungen mit kranken Menschen so recht begreifbar. Der wissenschaftliche Fortschritt in Bereichen der Chirurgie, der Transplantation, der Gentechnologie stellt den praktizierenden Arzt mehr und mehr vor Fragestellungen, die ihn teils überfordern oder ihm nur Stellungnahmen ermöglichen, wenn ihm Studium, Weiter- und Fortbildung das theoretische Rüstzeug bringen konnten und - noch wichtiger - wenn ihm eine ärztliche Grundhaltung vermittelt wurde, die Maßstäbe zu setzen vermochte.

Zunächst möchte ich Patientenbegegnungen schildern, die zwar nicht in ihrer Häufigkeit an erster Stelle stehen, so aber doch in ihrer Aktualität zugleich an der ethischen Grundeinstellung des Arztes zu rühren vermögen.

Frau S., 38 Jahre alt, verheiratet, ein 14jähriges Kind: Der Eintritt einer erneuten Schwangerschaft führte sie zu mir mit zwei Fragen. Einmal nach dem Zusammenhang von Alter der Eltern und Möglichkeiten einer Mißbildung des Kindes. Dann, der wohl mehr aus Angst um Sicherheit geborene Wunsch nach Unterbrechung der Schwangerschaft. Die kluge, gebildete Frau stellte die Frage nach dem Beginn des Lebens. Schon damit brachte sie mich in einen schwierigen Entscheidungsprozeß. Wir vereinbarten einen zweiten Gesprächstermin für den folgenden Abend, um meine Informationslücken ergänzen zu können.

Im Bürgerlichen Gesetzbuch fand ich den Menschen als mit dem Abschluß der Geburt beginnend definiert. Vom Leben vor der Geburt wird im Zivilrecht keine Notiz genommen. Im Strafrecht dagegen ist das ungeborene Kind „Leibesfrucht" und der Beginn der Schwangerschaft mit dem Abschluß der Einnistung des Eies definiert.

Heute darf man wohl sagen: Der Mensch wird nicht Mensch, sondern er ist Mensch. Die befruchtete Eizelle enthält alles, was die Persönlichkeit des Menschen ausmacht. Man kann auch den Menschen so definieren, wie es der Nobelpreisträger Lederberg tat: „Sechs Fuß einer bestimmten molekularen Sequenz von Kohlenstoff, Wasserstoff, Sauerstoff, Stickstoff und Phosphatatomen, der Länge der festverknäuelten DNS im Kern seiner Keimzellen und in den Kernen jeder Körperzelle."

Meiner Patientin glaubte ich sagen zu dürfen, mit der befruchteten Eizelle ist der Mensch geschaffen. Eine Genanalyse der Eltern wäre wünschenswert gewesen. Die von der Patientin erfragte Meinung zu der z.Zt. so viel diskutierten Gentherapie an Embryonen und an geborenen Menschen, konnte ich als Nichtkompetenter nur meiner Sorge aus erlebter Vergangenheit Ausdruck verleihen, daß letztlich nur die subjektiven Vorstellungen von Eltern, Ärzten und ehrgeizigen Forschern und der Gesellschaft Maßstab dessen werden, was auf die Welt kommen darf und was nicht.

Eine große Sorge meinerseits möchte ich noch deutlicher formulieren: In den letzten 20 Jahren sind durch die Labors und Lehrpläne dieser Forscherelite, die ich erwähnt habe, Tausende junger Menschen gegangen, denen sie mit ihrer Karriere, ihrem Einfluß Vorbilder waren. Und ich frage mich, darf man ihrer Selbstverantwortlichkeit, ihrer ethischen Grundeinstellung immer trauen, sind sie damit nicht schon überfordert?

Mein Patient M. hat vor einigen Wochen seinen 95. Geburtstag gefeiert. Auf einer kleinen Feier im Kreis von Verwandten und Freunden, wozu auch ich geladen war, hielt er eine fast einstündige freie Rede von hohem Niveau. Er reflektierte kritisch ein erfolgreiches Leben mit vielen bedeutenden Begegnungen.

Seit 30 Jahren begleitete ich ihn als Hausarzt. Sein stets lebendiger klarer Geist half ihm viele lebenskritische Situationen zu überstehen. Doch 1 Woche nach dieser Feier kam er in eine bedrohliche kardiale Dekompensation.

Bei einem der letzten Besuche bat er mich abends dringend, ich möge ihm doch helfen, nun sterben zu dürfen. Ein Wunsch, für den ich in diesem Augenblick viel Verständnis aufzubringen vermochte. Ich hatte es ja auch in der Hand, ihm zu helfen. Er litt zutiefst. Es geht ihm übrigens in diesen Tagen wieder recht gut. Wir berührten bisher nicht mehr dieses Gespräch an jenem Abend. Ich befand mich hier in einer bei 40jähriger Hausarztpraxis nicht seltenen Situation, im Grenzbereich zwischen Leben und Tod, mit einer hauchdünnen Trennlinie zwischen aktiver und passiver Euthanasie.

Doch hier, an der Grenze des Rechts, steht der Arzt mit seinem Gewissen allein. Das Recht verlangt hier keine umfassende Aufklärung des Patienten oder gar seine Einwilligung in die - möglicherweise - letzte Spritze.

An dieser Stelle möchte ich sagen: aus dieser oder ähnlicher Situation bei Schwerstkranken gilt das moralisch und ethisch Richtige nur in Abwägung des konkreten Einzelfalles. Aus dem Extremfall dürfen aber keine moralischen Regeln abgeleitet werden. Das Beenden einer extremen Leidensbiographie ist ein Fall für das ärztliche Ethos und das menschliche Gewissen, verantwortbar vor Gott und nicht vor dem Staatsanwalt. Aber es ist auch keine Handlung für die Regenbogenpresse und das Fernsehen. Ich möchte zu dieser Problematik den bekannten holländischen Moraltheologen und Professor für medizinische Ethik, Paul Sporken, zitieren: „Die aktive

Euthanasie, für die der Sterbende sich in Grenzfällen entscheidet, und um die der Sterbende wirklich bittet, ist zu betrachten als eine Kapitulation gegenüber der eigenen ethischen Aufgabe zur Annahme seines Lebens und Sterbens. Die aktive Euthanasie, für die sich Personen aus der Umgebung des Sterbenden, ohne Wissen des betreffenden Patienten entscheiden, ist zu betrachten als ein Verstoß gegen die menschliche Person und ihre Grundrechte und als Eingeständnis, unfähig zu echter Sterbehilfe zu sein."

Beobachtet man die Thematik zeitgenössischer Romane, Fernseh- und Rundfunksendungen, Tagungen und Kongresse, so hat es den Anschein, daß unsere Gesellschaft nach dem Durchbrechen der sexuellen Tabus angefangen hat, mit dem Tabu des Todes abzurechnen.

Man kann aber wohl Volker Eid zustimmen, wenn er meint, daß in unserer Gesellschaft die Bereitschaft zur Euthanasie zunimmt, weil sich die Armut einer Gesellschaft an Lebensorientierung und Wertkonzeption besonders geltend macht unter dem Druck schwerer Krankheit und eines langen, schmerzlichen Sterbeprozesses.

Es muß aber noch vieles geschehen für das Bewußtwerden dieser Problematik, die eine Herausforderung bedeutet für das Setzen von Maßstäben für die personale Einstellung zu Leben, Krankheit und Sterben.

Nun zu meiner Patientin, Frau K.: Sie wurde vor 7 Jahren aus dem Krankenhaus nach einer erfolgreichen Operation eines Sigmakarzinoms im Frühstadium entlassen. Ein künstlicher Darmausgang war nicht erforderlich. Der Operateur und ich hatten vereinbart, der sehr sensiblen alleinstehenden Frau, die seit 40 Jahren in meiner ärztlichen Betreuung stand, eine günstige Prognose zu vermitteln.

Am Tag nach der Entlassung kam die Patientin in meine Sprechstunde. Sie saß mir weinend gegenüber. Was war geschehen? Ein Kollege der Station kam am Tag der Entlassung nochmals in das Krankenzimmer, in dem noch drei andere Patientinnen lagen. Er war schon beim Hinausgehen, unter der Tür wandte er sich nochmals um zur Patientin mit den Worten: „Ach, Frau Meier, sie dürfen ja heute nach Hause. Sie wissen ja, was sie haben, aber sie werden sicher noch 2-3 Jahre leben dürfen." Die Patientin zu mir: „Der Professor hat mir doch gesagt, es sei alles gut und ich müßte mir keine Sorgen machen." Es hat dann Wochen gedauert, bis ich die Patientin wieder ins seelische Gleichgewicht gebracht hatte. Es geht ihr heute sehr gut.

Seien wir vorsichtig mit Prognosen. Jede Prognose ist ein Wagnis.

Hier wird ein ethisches Problem aufgeworfen, das besonders in einer Praxis, die kranke Menschen über Jahre und Jahrzehnte begleitet, eine besondere Bedeutung gewinnt. Es ist dabei eine Ethik erforderlich, die den Menschen in seiner Ganzheit in die Betrachtung aufnimmt. Sie muß bescheiden sein, es aber wagen, sich selbst immer wieder in Frage zu stellen aus der Erfahrung, daß Lebensfragen nur im Leben selbst beantwortet werden können. Es gehören dazu die körperlichen, seelischen und sozialen Aspekte. Und hier stellt sich schließlich die Frage nach der Wahrheit am Krankenbett.

Dem Schwerkranken und Sterbenden die Wahrheit über seinen Zustand mitzuteilen oder nicht, diese Problematik ist so alt wie die Geschichte der Medizin. Hufeland, der Arzt Goethes, erklärte noch: „Den Tod verkünden, heißt den Tod geben." Er berichtet von Fällen, wie auch später der große Chirurg Billroth, die nach Mitteilung der Unheilbarkeit der Krankheit sich das Leben nahmen.

Siebeck dagegen meint, daß es die Achtung vor der Persönlichkeit des Kranken gebiete, ihm die Wahrheit zu sagen. Er berichtet von Kranken, denen dadurch eine sinnvoll erlebte Sterbezeit ermöglicht wurde.

Amerikanische Forscher, bestätigt durch die bekannten „Interviews mit Sterbenden" von Frau Kübler-Ross, berichten von der befreienden Wirkung eines von Wahrhaftigkeit geleiteten Gesprächs, insbesondere mit Krebskranken.

Obwohl in unseren Tagen aus forensischen Gründen die sog. „Aufklärung" eine besondere Bedeutung erlangte, besteht in der jeweils aktuellen Situation, besonders in einer allgemeinmedizinischen Praxis, noch große Unsicherheit. Die „Wahrheit" einer Krankheit sagen oder hören zu müssen fällt oft noch schwer, da man verlernt hat, das Sterben als einen Teil des Lebens zu begreifen. Denn in der Statistik der Todesursachen wird das hohe Alter, der Herzinfarkt, der Unfall, der Krebs, der Mord angegeben, doch nie die Hauptursache: die Sterblichkeit.

Mit ein Grund der Unsicherheit kann auch die tägliche Auseinandersetzung mit dem Leiden sein, die zum Aufbau von Abwehrmechanismen führen kann. Eine Tatsache, die in der Klinikatmosphäre weniger zutrifft, da die zunehmende technische Perfektionierung ausreichend Alibifunktionen anbietet.

Die sog. „Wahrheit" am Krankenbett - ich würde lieber sagen Wahrhaftigkeit, denn die Wahrheit von heute, kann der Irrtum von morgen sein - ist von mehreren Faktoren abhängig: von der Individualität des Kranken, von der Person des Arztes und der familiären Umwelt des Patienten. Also ein differenziertes, der Situation angemessenes Verhalten.

Es ist schließlich das zwischen Patient und Arzt gewachsene Maß an Vertrauen, das Form und Umfang der Wahrheitsvermittlung bestimmt. Der Sterbenskranke hat ein sehr feines Gespür für seelische Präsenz und emotionale Offenheit und Zuwendung. Dabei vergesse man nie die Hoffnung, eine Grundgegebenheit des menschlichen Lebens, die „fundamentale Hoffnung" nach Plügge, die Gegenwart aushält und sie in Geduld zu überwinden hilft.

3) Ich komme zum letzten Abschnitt meines Beitrages. Stellen wir fest: Dem technischen Fortschritt haben wir das hohe Niveau unseres Lebensstandards zu verdanken. Keine Generation zuvor hatte einen vergleichbaren.

Ob aber der Fortschritt in allen Bereichen dem Menschen weiterhin zum Vorteil gereichen wird, hängt vom Menschen selbst ab. Taylor meint dazu: „... nach den gegenwärtigen Anzeichen ist die Welt darauf erpicht, senkrecht in die Hölle zu fahren - und wird dies wahrscheinlich auch tun." Mit dieser drastischen Aussage ist er ganz nahe bei den Voraussagungen von Oswald Spengler vor über einem halben Jahrhundert. Optimismus sei Feigheit, meinte er und sagte voraus, daß unzählige Tierarten fast oder ganz ausgerottet würden und eine künstliche Welt die natürliche durchsetze und vergifte.

Jaspers dagegen meinte, daß mit der Technisierung ein Weg beschritten wird, der weitergegangen werden muß; ihn rückgängig zu machen, hieße das Dasein bis zur Unmöglichkeit erschweren.

Sicher scheint mir, daß ein Spannungsfeld Ethik - technischer Fortschritt entstanden ist, das die Chance der Besinnung in sich trägt, die Möglichkeit, Risiken und Nutzen gegenüberzustellen. Der Verzicht auf Risiken aber, kann auch der Verzicht auf Chancen bedeuten.

Doch über Sinn und Unsinn des technischen Fortschritts nachzudenken, dürfen wir nicht allein der Wissenschaft überlassen, sondern mehr denjenigen, die sich auch eine Antwort auf die Frage nach dem „Sinn des Lebens" zutrauen.

Vielleicht stimmt man mir zu, wenn ich dem großen Kollegen meines Faches,

Albert Schweitzer, folge, der nur den Menschen für wahrhaft ethisch findet, der allem Leben, dem er beistehen kann, hilft und sich scheut, irgend etwas Lebendigem Schaden zu tun. Das Leben als solches ist ihm heilig. Er reißt kein Blatt vom Baum oder bricht keine Blume und hat acht, daß er kein Insekt zertritt. Kommt er an einem Insekt vorbei, das in einen Tümpel gefallen ist, so nimmt er sich die Zeit, ihm ein Blatt oder einen Halm zur Rettung hinzuhalten.

Er fürchtet sich auch nicht, als sentimental belächelt zu werden. Es ist ja das Schicksal jeder Wahrheit, vor ihrer Anerkennung ein Gegenstand des Lächelns zu sein. Ethik ist eine grenzenlose erweiterte Verantwortung gegen alles, was lebt.

Ich möchte mit einer kleinen Geschichte schließen, die sich in den Tagen ereignete, als Gift in den Rhein floß und unzählige Aale vernichtete: Der Pastor einer kleinen Gemeinde am Rhein bat seine Mitglieder zum Abend mit ihm an den Rhein zu pilgern, Kerzen zu entzünden und die Aale um Vergebung zu bitten.

Literatur auf Anfrage beim Autor erhältlich.

2. Wissenschaftliche Beiträge

Allgemeinmedizin und Psychosomatik – Gedanken über die „ärztliche Identität“

T. von Uexküll

Die berufliche Identität als Arzt stützt sich zu einem Teil auf die in der Ausbildung erworbenen theoretischen Voraussetzungen und Modelle, welche die Grundlage der Rezepte für seine Diagnosen und therapeutischen Verfahren bilden. Zum anderen Teil stützt sie sich auf den Schatz persönlicher Erfahrungen, welche der einzelne im Verlauf seines Berufslebens bei den Fällen und Problemen gesammelt hat, bei denen ihn diese theoretischen Voraussetzungen und wissenschaftlichen Modelle im Stich gelassen haben, und wo er sich eigene Entscheidungskriterien bilden mußte.

Für den Allgemeinpraktiker und den psychosomatisch arbeitenden Arzt liegt das Gewicht der ärztlichen Identität mehr auf diesem Erfahrungsschatz, den sie zur Kompensation der unzureichenden Ausbildung selbst erwerben mußten, standen sie doch immer wieder vor der Aufgabe Krankheitszustände zu behandeln, die sie während ihrer ärztlichen Ausbildung nicht gesehen hatten, oder die ihnen unter Gesichtspunkten dargestellt wurden, die wesentliche Probleme aussparten. Daher unterscheidet sich die ärztliche Identität des Allgemeinpraktikers und des psychosomatisch arbeitenden Arztes in wichtigen Aspekten von der ihrer Kollegen in den klinischen Spezialfächern.

Der Gemeinsamkeit von Allgemeinpraktiker und psychosomatisch arbeitendem Arzt stehen aber auch Unterschiede gegenüber, welche zu Kommunikations- und Verständigungsschwierigkeiten führen, die den Dialog und Erfahrungsaustausch erschweren oder verhindern können, der im Interesse der Patienten und der Heilkunde besonders wichtig wäre. Ich will daher versuchen, die Gemeinsamkeiten und Unterschiede der beiden etwas genauer darzustellen.

Gemeinsamkeiten

Eine erste – nicht nur äußerliche – Gemeinsamkeit ist die Außenseiterposition, mit der sich beide an den medizinischen Fakultäten begnügen müssen. Das hat bei beiden verschiedene Gründe und trifft für sie auch auf verschiedene Weise und in verschiedenem Ausmaß zu, hat aber auch gemeinsame Ursachen. C. von Ferber (1985) hat für die Schwierigkeit der medizinischen Fakultäten, die Allgemeinmedizin zu assimilieren, zwei Gründe aufgezählt, die auch für die Schwierigkeit der psychosomatischen Medizin maßgebend sind, ihre Außenseiterposition zu überwinden:

1) Das Gliederungsprinzip der medizinischen Fakultäten orientiert sich an anatomischen Gesichtspunkten und an Methoden. Die Fächer, welche den Kern der Fakultäten bilden, sind entweder Organfächer, wie Hals-, Nasen-, Ohren- oder Augenheilkunde und Kardiologie, Gastroenterologie, Hämatologie usw. in der Inneren Medizin oder operative und kurative Disziplinen. Im Unterschied dazu sei die Aufgabe der Allgemeinmedizin durch eine Versorgungsstufe definiert, nämlich die der primärärztlichen Versorgung der Bevölkerung. Das würde die traditionelle Auffassung von dem was ein „Universitätsfach" sei, durchbrechen.

Auch die psychosomatische Medizin fügt sich (trotz anfänglicher Versuche, sind entsprechend dem Gliederungsprinzip der Fakultäten als methodisch - nämlich psychoanalytisch - ausgewiesenes Spezialfach zu definieren) nicht in dieses Einteilungsprinzip. Aufgabe der psychosomatischen Medizin ist die Vermittlung eines ganzheitlichen Zugangs zum Patienten, eine Aufgabe, die sich in jedem medizinischen Fach, in einer für dieses Fach spezifischen Weise, stellt, gleichgültig ob das Fach an einem anatomischen Organ oder an einer Methode orientiert ist.

2) Der zweite Grund für die Schwierigkeit der Allgemeinmedizin sich in die medizinischen Fakultäten zu integrieren, den von Ferber (1985) anführt, ist prinzipieller Natur. Er betrifft den Unterschied im Verständnis und der Aufgabenstellung der Forschung. Allgemeinmedizin - und auch das gilt wieder weitgehend für die psychosomatische Medizin - habe ihren Schwerpunkt nicht in einer, im Labor betriebenen, experimentellen Forschung, sondern in „Feldforschung". Darunter versteht er „die systematische Beobachtung von tatsächlichen Krankheitsverläufen" und nicht „die künstliche Zurichtung von Vorgängen im Experiment".

Hinter diesem Hinweis wird ein grundsätzlicher Zwiespalt deutlich, der ein Wesenszug der Heilkunde zu sein scheint: er betrifft gegensätzliche Auffassungen von dem, was wir unter „Leben" in seinen verschiedenen Erscheinungsformen verstehen. Dieser Zwiespalt schlägt sich in verschiedenartigen Konzepten über den Organismus und seine Beziehungen zur belebten und unbelebten Umgebung nieder. Für den experimentellen Forscher sind die Beziehungen zwischen dem Organismus und seiner Umgebung, wie sie sich in der Primärerfahrung des Beobachters als Interaktionen darstellen, grundsätzlich nichts Primäres, sondern das Resultat eines Ineinandergreifens komplizierter Mechanismen. Über diese Mechanismen lassen sich nur Informationen erhalten, die im Experiment erzeugt wurden. Daher muß die Primärerfahrung für den experimentellen Forscher vollständig durch experimentell erzeugte Informationen ersetzt werden.

Im Gegensatz dazu versucht Feldforschung die Primärerfahrung der tatsächlichen Verläufe im Umgang mit den dort angetroffenen Phänomenen zu korrigieren und zu erweitern.

> „Experimentelle Forschung", schreibt von Ferber, „ersetzt die Primärerfahrung vollständig durch Informationen, die im Experiment erzeugt werden. Feldforschung bleibt auf der Ebene der Primärerfahrung, aber korrigiert ihre Auswahleffekte".

Die traditionellen Fächer der medizinischen Fakultäten beziehen - wie von Ferber hervorhebt - ihre Identität (und ihre Erfolge) aus der experimentellen Forschung. Das geht so weit, daß sie sogar die Qualifikation zur Behandlung von Kranken bei den Mitgliedern der klinischen Disziplinen - trotz der offensichtlichen Fragwürdigkeit dieses Kriteriums in diesem Aufgabenbereich - nach deren Erfolgen in der experimentellen Forschung beurteilen. Für die Mitglieder der traditionellen Fächer ist Feldforschung keine seriöse Angelegenheit, und ihre Ergebnisse sind für sie keine „harten Daten".

Als Ausgangspunkt für seine Überlegungen über die Schwierigkeiten, welche die Allgemeinmedizin hat, von den medizinischen Fakultäten als vollwertiges Mitglied aufgenommen zu werden, betont von Ferber (1985) die große Assimilierungsfähigkeit der Medizin, die im letzten Drittel des vorigen Jahrhunderts unter allen Fakultäten am meisten für einen Wissenschaftspluralismus aufgeschlossen gewesen sei. Sie habe damals die Naturwissenschaften produktiv in ihren Problemhorizont einbezogen und stehe heute im Begriff Psychologie und Soziologie als medizinische Disziplinen zu entdecken. Sie habe nicht nur die theoretischen und methodischen Leistungen der neuen Wissenschaften zu nutzen gewußt, sondern diesen selbst eine neue Identität vermitteln können. C. von Ferber denkt dabei an die Biochemie, die Biologie und die Physiologie, und stellt die Frage, warum die Assimilierung der Allgemeinmedizin auf so große Schwierigkeiten stoßen würde.

Die oben referierten Antworten, die er auf diese Frage gibt, lassen aber die Assimilierungsfähigkeit der medizinischen Fakultäten in einem etwas anderen Licht erscheinen, vor allem wenn man bedenkt, daß auch die „Entdeckung der Psychologie und Soziologie als medizinische Disziplinen" durch die medizinischen Fakultäten, bei Licht betrachtet, eine noch ungelöste Aufgabe ist. Das führt zu der Überlegung, wie es um die Assimilierungsfähigkeit der Medizin wirklich bestellt ist. Assimilieren ist niemals ein einseitiger Vorgang. Eine Wissenschaft, die eine andere Disziplin assimiliert, ist nach diesem Ereignis nicht mehr die gleiche, die sie vorher war. Man kann daher immer die Frage stellen, wer bei einem derartigen Vorgang wen assimiliert. Diese Frage stellt sich besonders, wenn wir die Assimilierung der Naturwissenschaften durch die Medizin im letzten Drittel des vorigen Jahrhunderts ins Auge fassen. Es spricht vieles dafür, daß in diesem Falle nicht die Medizin die Naturwissenschaften, sondern die Naturwissenschaften die Medizin assimiliert haben.

Die Entscheidung in dieser Frage könnte unwichtig sein, wenn es sich nicht um die Naturwissenschaften des 19. Jahrhunderts gehandelt hätte, deren Vertreter von „einem wahren Kreuzzugsgeist beseelt waren" (Bernfeld 1981), um „die Wahrheit geltend zu machen, daß im Organismus keine anderen Kräfte wirksam sind, als die gemeinen physikalisch-chemischen" (Du Bois-Reymond, zitiert bei Bernfeld). Die Assimilierung der Medizin durch die Naturwissenschaften des 19. Jahrhunderts hat bisher verhindert, daß die Wandlung, die sich in der Physik im 20. Jahrhundert vollzogen hat, von der Medizin assimiliert wurde. Von dorther versteht man auch die Schwierigkeiten besser, welche die medizinischen Fakultäten haben, Psychologie und Soziologie als medizinische Disziplinen zu entdecken. Diese Überlegung ist auch für die Probleme relevant, welche die Allgemeinmedizin und die Psychosomatik haben, in den medizinischen Fakultäten Fuß zu fassen.

Unterschiede

Wie steht es mit den Unterschieden der ärztlichen Identität zwischen Allgemeinmedizinern und psychosomatisch arbeitenden Ärzten? Warum behindern sie den Dialog und den notwendigen Erfahrungsaustausch? Sie sind keine Folge der Sozialisation, die beide im Rahmen ihres Medizinstudiums erfahren haben. Bei beiden beschränkt sich das Rüstzeug, das ihnen dort mit auf den Weg gegeben wurde vor allem auf eine Kenntnis der „abwendbar gefährlichen Verläufe" (Braun 1970). Das ist für beide zweifellos wichtig und unterscheidet sie von Heilpraktikern und klinischen Psychologen. Darüber hinaus ist es aber weitaus zu wenig.

Die Unterschiede beginnen bei dem Erwerb jenes Erfahrungsschatzes, der das Defizit ausgleichen muß, das die medizinische Ausbildung zurückläßt. Wie vollzieht sich dieser Erwerb bei dem Allgemeinmediziner und bei dem psychosomatisch arbeitenden Arzt?

Gedanken zur Identität des Allgemeinarztes

Der frisch niedergelassene Allgemeinpraktiker befindet sich in einer Situation, in der er Krankheitszustände behandeln muß, die er im Verlauf seiner medizinischen Ausbildung nie gesehen hat. Er ist jetzt weitgehend auf seinen „gesunden Menschenverstand" und seine persönliche Gabe angewiesen, aus wiederholten Beobachtungen empirische Schlüsse über allgemeine Zusammenhänge zu ziehen. Dafür ist die Dokumentation seiner Beobachtungen eine wichtige Grundlage. Mit diesen Hilfsmitteln bildet er sich im Laufe der Jahre einen Schatz persönlicher Erfahrungen, die ihm das Gefühl der Sicherheit vermitteln, im Umgang mit den Problemen seiner Patienten die adäquaten Entscheidungen zu treffen.

Häußler (1974) hat eindrucksvoll dargestellt, wie sich dieser Erfahrungshintergrund des Arztes aus dem persönlichen Miterleben und der Dokumentation der eigenen Beobachtungen bildet, der nicht erfragbare Einzeldaten, sondern intuitiv erlebte Gesamteindrücke registriere, z. B. Veränderungen des Gesamteindrucks bei einem Patienten oder der Situation einer Familie. Aus dem Vergleich der Bilder, die der Arzt aus den vielen Begegnungen mit seinen Patienten in gesunden und in kranken Tagen gespeichert habe, mit dem gegenwärtigen Zustand eines Patienten, resultiere etwas, das für die Allgemeinpraxis entscheidend sei. Dieses spezifische „Etwas", das der einzelne Arzt erwirbt, könnte man den „klinischen Blick des Allgemeinpraktikers" nennen, der ihm oft eine Sicherheit verleiht, um die ihn mancher Kliniker beneiden kann.

Aber diese Sicherheit enthält - wie jede Sicherheit - auch Gefahren: Sie kann den Blick für die Grenzen verdecken, welche die in dem Erfahrungszeitraum entwickelten diagnostischen Schemata aufgerichtet haben. Diese Gefahren lassen sich in zwei Punkten zusammenfassen:

1) Braun (1970) hat in einer kritischen Verhaltensanalyse des Allgemeinpraktikers in seiner Berufssituation sehr sorgfältig den Unterschied zwischen dessen Diagnosen und den Diagnosen der klinischen Fächer der medizinischen Fakultäten herausgearbeitet. Er stellt fest, daß es die Allgemeinmedizin nicht in erster Linie mit den Diagnosen der klinischen Spezialdisziplinen, sondern mit „Beratungsursachen" zu tun habe, die sehr genau von den Diagnosen der Spezialfächer unterschieden werden müßten.

Die Besonderheit der Situation des Allgemeinmediziners verführt aber dazu, diese wichtigen Unterschiede zu vergessen und die Meinung aufkommen zu lassen, der Allgemeinmediziner sei in Wahrheit eine Art „Multi-Spezialist", dessen Diagnosen die Bandbreite aller medizinischen Fächer umfassen würde, der Inneren Medizin, der Gynäkologie und der Pädiatrie so gut wie der Dermatologie, der Neurologie, der Ophthalmologie usw. Es gibt sogar Untersuchungen, die international gleichartige Anteile aus den diagnostischen Katalogen der verschiedenen medizinischen Disziplinen belegen sollen. Die Meinung, über einen in internationalen Vergleichen abgesicherten Generalkatalog aller möglichen Diagnosen (statt Beratungsursachen!) zu verfügen, führt bei vielen Allgemeinpraktikern zu der Überzeugung, ein diagnostisches Netz zu besitzen, in dem sich alle relevanten Gesundheitsstörungen fangen. Sie vergessen dann, daß die Maschengröße bestimmt, was eine relevante Gesundheitsstörung ist und was nicht.

Tatsächlich zeigen zahlreiche Untersuchungen, daß Gesundheitsstörungen, die ihre Wurzel in emotionalen Anpassungsschwierigkeiten haben, von den Maschen dieses diagnostischen Netzes nicht zurückgehalten werden. Dadurch entstehen Patientenkarrieren, die im Durchschnitt 9-11 Jahre dauern, ehe die Patienten einen Arzt finden, der die richtige Diagnose stellt und eine adäquate - dann allerdings prognostisch oft problematische - Therapie durchführen kann (Reimer et al. 1979; Rosen u. Wiens 1979; Zielke et al. 1986).

2) Häußler (1974) charakterisiert die Situation des Allgemeinpraktikers, der sich seinen spezifischen Erfahrungsschatz bildet, folgendermaßen:

„Aus der Besonderheit im Krankengut, nämlich der überwiegenden Zahl von Langzeitbehandlungen bei immer wieder gleichen Personen, aber einer großen Skala von Erkrankungsmöglichkeiten und Behandlungsnotwendigkeiten, ergibt sich in der Allgemeinpraxis eine Spezifität der Anamnese" - und, wie er hinzufügt, „überhaupt der Diagnostik".

Aus der Langzeitbehandlung immer wieder der gleichen Personen entwickelt sich mit den Jahren eine Kenntnis der Lebensgeschichten der Patienten und ihrer Familien, der beruflichen Situationen und der sozialen Spannungen, denen sie ausgesetzt sind, sowie der Besonderheiten, wie der einzelne oder eine Familie darauf reagieren. Huygen (1978) hat in einer langjährigen epidemiologischen Untersuchung seiner Praxis Eigentümlichkeiten des Gesundheitsverhaltens herausgearbeitet, die für die einzelnen Familien charakteristisch waren. Ein derartiger Hintergrund an Informationen ist für den Allgemeinpraktiker ein wertvolles Orientierungsmittel. Viele Allgemeinpraktiker sind der Ansicht, daß es vollkommen ausreiche und die diagnostischen und therapeutischen Hilfsmittel überflüssig mache, welche die psychosomatische Medizin dem Allgemeinpraktiker anbieten kann.

Die Grenzen der Orientierungsmittel des Allgemeinpraktikers werden aber in dem Augenblick sichtbar, in dem man sich darüber Rechenschaft gibt, daß sie zu einem wesentlichen Teil aus Informationen über Interaktionsmuster bestehen, die für die Patienten und deren Familien typisch sind - und daß der Arzt mit seiner Persönlichkeit unlösbar in die Interaktionsmuster mit hineingewoben ist, die seine Patienten ihm darbieten. Das bedeutet, daß all die Empfindlichkeiten und Skotome, die jeder Mensch im Umgang mit anderen hat, einen unreflektierten und daher unbekannten Anteil an den Orientierungsmitteln des Arztes haben. Hier dürfte auch der Hauptgrund dafür liegen, daß die Maschen des diagnostischen Netzes für bestimmte Gesundheitsstörungen durchlässig sind.

Gedanken zur Identität des Psychosomatikers

Der Einwand der Einseitigkeit der diagnostischen Kriterien und der dadurch bedingten Unzuverlässigkeit des diagnostischen Netzes gilt natürlich auch für Psychosomatiker, deren Erfahrungshintergrund auf die Behandlung neurotischer Syndrome eingeengt ist. Für sie ist die Bezeichnung „Psychosomatiker“ aber unzutreffend, da sie reine Psychotherapeuten sind, die sich für einen wichtigen, aber begrenzten Kreis psychischer Störungen spezialisiert haben und die Wechselwirkungen zwischen psychischen und somatischen Vorgängen gar nicht oder nur aus der Literatur kennen. Soweit sie sich der Gefahr bewußt sind, somatische Probleme zu übersehen, versuchen sie sich dadurch zu helfen, daß sie ihre Patienten vor Beginn der psychotherapeutischen Behandlung durch den Kollegen eines somatischen Faches untersuchen lassen oder nur Patienten übernehmen, die ihnen von einem solchen Kollegen überwiesen werden.

Diese Regelung scheint alle Beteiligten - nur nicht die Patienten - zu befriedigen. Sie ist vor allem nicht geeignet, die diagnostischen Netze zu verbessern, und zu verhindern, daß die Fehldeutungen und Fehlbehandlungen entstehen, welche die erwähnten Patientenkarrieren einleiten und unterhalten.

Der Arzt, der sich entschlossen hat, als Internist, Gynäkologe oder als Vertreter eines der anderen Fächer psychosomatisch zu arbeiten, findet sich zunächst in einer sehr ähnlichen Situation wie der Arzt, der nach seiner Ausbildung in einer medizinischen Fakultät und einer Weiterbildung in verschiedenen Spezialfächern eine Allgemeinpraxis eröffnet. Er kann zwar außer auf die diagnostischen Schemata seines Faches auf die Modelle der psychosomatischen Medizin zurückgreifen, die er sich in seiner psychoanalytischen oder verhaltenstherapeutischen Weiterbildung angeeignet hat. Das erlaubt ihm, die Maschen seines diagnostischen Netzes eng genug zu knüpfen, um auch die Krankheitsbilder als Ausdruck emotionaler Anpassungsstörungen zu erfassen. Aber die psychosomatischen Zusammenhänge bei den Patienten mit organischen Leiden, die er in seinem Fach betreuen muß, sind heute noch zu einem großen Teil Neuland. Um die Probleme, die sich hier ergeben, lösen zu können, muß auch er einen persönlichen Erfahrungshintergrund aufbauen, bei dem wieder gesunder Menschenverstand und Begabung für empirische Beobachtung eine wichtige Rolle spielen.

Die Informationen über die Interaktionsmuster der altbekannten Patienten einer Allgemeinpraxis und ihrer Familien, die für den Allgemeinmediziner einen bedeutsamen Erfahrungshintergrund bilden, werden dem psychosomatisch arbeitenden Spezialisten in dieser Form nur sehr begrenzt zugänglich sein, vor allem, wenn er an einer Klinik arbeitet, die einen größeren Bevölkerungsanteil betreut und in der die Patienten immer wieder wechseln.

Er hat aber in seiner psychotherapeutischen Ausbildung, die er im Rahmen seiner psychosomatischen Weiterbildung absolviert hat, gelernt, in dem Interaktionsgeschehen zwischen Arzt und Patient den Anteil seiner Persönlichkeit zu reflektieren und dessen Auswirkungen in seinen Erfahrungshintergrund einzubeziehen.

Möglichkeiten gegenseitiger Ergänzung

Allgemeinmedizin und Psychosomatik konzentrieren also ihre Erfahrungen auf verschiedene Bereiche der gleichen psychosozialen Wirklichkeit. Beide sind einseitig, können - müßten - sich aber zu einer umfassenderen Sicht und zur Erarbeitung einer gemeinsamen Erfahrungsgrundlage ergänzen. Dafür gibt es bereits auf beiden Seiten Ansätze, deren Ausbau zu einer Überbrückung der Unterschiede führt, und die gleichzeitig die notwendige Institutionalisierung sowohl der Allgemeinmedizin wie der Psychosomatik im Rahmen der medizinischen Fakultäten fördern können.

„Institutionalisierung" beruht nach von Ferber (1985) auf einem Vorgang, der eine Tätigkeit aus der Beliebigkeit von Absichten und Handeln heraushebt und personenunabhängig macht. Dazu eignen sich Verfahrensweisen und Verhaltensprogramme, die für eine Berufstätigkeit spezifisch und grundlegend sind.

Als Verfahrensweisen und Verhaltensprogramme, die für die Tätigkeit des Allgemeinmediziners spezifisch und grundlegend sind, erwies sich der Aufbau einer auf langjähriger Erfahrung beruhenden Kenntnis der psychosozialen Interaktionsmuster von Patienten und ihren Familien. Für die psychosomatische Medizin läßt sich eine Verfahrensweise und ein Verhaltensprogramm als spezifisch und grundlegend definieren, das den Arzt zu einer Reflexion seiner Rolle im Rahmen der Interaktion mit dem Patienten verpflichtet. Diese Gegenüberstellung zeigt, daß sich Ansätze der Verfahrensweisen und Verhaltensprogramme, die für die psychosomatische Medizin spezifisch sind, in der Allgemeinmedizin finden, und daß sich umgekehrt auch in der psychosomatischen Medizin Ansätze der für die Allgemeinmedizin spezifischen Verfahrensweisen und Verhaltensprogramme aufzeigen lassen:

Braun (1970) hat dargestellt, warum die kritische Verhaltensanalyse des Arztes in seiner Berufssituation, das Überwachen des eigenen Handeln und Denkens während der Berufsausübung für die Allgemeinmedizin von fundamentaler Bedeutung sind. Und von Ferber (1985) stellt fest, für die Allgemeinmedizin gelte, daß nur eine Forschung welche

> „die berufspraktische Tätigkeit des Alltags reflektiert, Aufgabenspektren und Tätigkeitsmuster erkennen läßt, aus denen gesicherte Erkenntnisse für die Unterweisung künftiger Ärzte (und d.h. für eine wissenschaftliche Lehre) gewonnen werden kann".

Ohne diese kritische Selbstreflexion des ärztlichen Tuns und die Dokumentation ihrer Ergebnisse ist keine wissenschaftliche Diskussion und Analyse des Vorgehens im Sinne einer Feldforschung möglich, welche tatsächliche Verläufe beobachtet und im Verlauf dieser Beobachtung ihre Auswahlkriterien korrigiert. Nur auf diesem Wege läßt sich ein Zustand überwinden, in dem der einzelne Praktiker seinen Erfahrungsschatz am Ende seiner Laufbahn mit ins Grab nimmt, und jeder Neuling wieder von vorn anfangen muß.

Die Erweiterung dieser Reflexion der berufsspezifischen Verfahren durch eine Reflexion der Anteile, welche die Persönlichkeit des Arztes und sein Verhalten an den „tatsächlichen" Verläufen des Interaktionsgeschehens zwischen Patient und Arzt hat, wäre die konsequente Fortsetzung und Ergänzung. Sie ist - wie die vielfachen Erfahrungen in Balint-Gruppen belegen - für die tägliche Arbeit des Praktikers von Nutzen, und sie kann auch das Bild, das die Allgemeinmedizin von sich selbst zeichnet, bereichern und ergänzen.

Umgekehrt kann das Wissen der Allgemeinmedizin über psychosoziale Zusammenhänge in Lebensgeschichten und Familien der psychosomatischen Medizin wichtige Ergänzungen und Anregungen geben. Gerade unter familientherapeutischen Aspekten ist hier eine Zusammenarbeit für beide Seiten naheliegend.

Schlußbetrachtung

Eine Integration des psychosomatischen Verständigungsansatzes in die Allgemeinmedizin verspricht jene Lücken in den diagnostischen Netzen unserer heutigen dualistischen Medizin zu schließen, von denen oben die Rede war. Ein Gesundheits-Versorgungssystem für kranke Körper ohne Seele und für leidende Seelen ohne Körper führt immer wieder zu Fehldiagnosen und Fehlbehandlungen; sei es, daß Patienten, deren körperliche Symptomatik auf emotionalen Anpassungsstörungen beruht, durch Ärzte somatischer Fächer oder einseitig somatisch orientierte Allgemeinpraktiker falsch gedeutet und falsch behandelt werden, sei es, daß psychische Symptome in der Frühentwicklung einer somatischen Krankheit von psychologisch fixierten Ärzten nicht erkannt und psychotherapeutisch behandelt werden. Im ersten Fall entstehen langjährige „Patientenkarrieren", in deren Verlauf anfangs gut therapierbare Syndrome durch Somatisierung und Chronifizierung unbehandelbar werden. Im anderen Fall können abwendbar gefährliche Verläufe übersehen und die Chancen einer vielleicht lebensrettenden Therapie versäumt werden.

Bisher fehlen großangelegte Untersuchungen, welche die menschlichen und finanziellen Kosten berechnen, die unsere dualistische Medizin verursacht, und welche die Anteile aufschlüsselt, welche zu Lasten der somatischen und der psychologischen Einseitigkeit gehen. Die wenigen Untersuchungen, die sich mit diesem Problem befassen, sprechen aber dafür, daß in unserer Gesellschaft, deren Normensystem für Gesundheit und Krankheit eindeutig von der Körpermedizin geprägt ist, die Kosten durch Fehldiagnosen bei psychisch begründeten Beschwerdebildern bei weitem überwiegen.

In einer noch nicht abgeschlossenen Untersuchung fanden Zielke et al. (1986) unter 1155 Patienten einer psychosomatischen Klinik 415 Kranke, die ohne entsprechenden somatischen Befund 1 Jahr lang ununterbrochen krank geschrieben und arbeitsunfähig waren. Die Kosten, die diese etwa 40% der Gesamtstichprobe in diesem Zeitraum allein durch Lohnfortzahlung, Krankengeld, Produktions- und Steuerausfall verursacht haben, werden von den Autoren mit 29 Millionen DM angegeben. In dieser gigantischen Summe sind die Kosten, die in dieser Zeit durch (nicht indizierte) ärztliche Maßnahmen, wie wiederholte Untersuchungen, Medikamente, Krankenhaus- und/oder Kuraufenthalte usw. entstanden sind, nicht eingeschlossen!

Ich habe dieses Beispiel gebracht, um die These zu unterstreichen, daß die ärztliche Primärversorgung der Bevölkerung durch eine Integration des psychosomatischen Zugangs zum Patienten optimiert werden muß. Ärztliche Primärversorgung hat nicht nur die Aufgabe, die große Zahl der Patienten und Familien zu betreuen, deren Gesundheitsstörungen ohne Mitwirkung des Spezialisten nicht adäquat versorgt werden können. Sie hat auch nicht nur die Aufgabe „abwendbar gefährliche Verläufe" (Braun 1970) zu erkennen und durch rechtzeitige Überweisung an den zuständigen Spezialisten abzuwenden. Sie hat auch die Aufgabe, „abwendbare Krankenkarrieren" zu erkennen und die Somatisierung und Chronifizierung von Syndromen zu verhindern, die ihre Wurzeln in emotionalen Anpassungsstörungen haben. Der psychosomatisch weitergebildete Allgemeinpraktiker kann diese Patienten im Frühstadium ihrer Beschwerden entweder selbst behandeln oder er kann durch rechtzeitige Überweisung an den Psychotherapeuten die ständig wiederholten diagnostischen und therapeutischen Maßnahmen somatischer Spezialisten verhindern.

Literatur

Bernfeld S, Cassierer-Bernfeld S (1981) Bausteine der Freud-Biographik. Suhrkamp, Frankfurt

Braun RN (1970) Lehrbuch der ärztlichen Allgemeinpraxis. Urban & Schwarzenberg, München

Ferber C von (1985) Allgemeinmedizin: Dem Stiefkind wird der Katzentisch zu klein. Ärztl Prax 37/22: 884-888, 37/23: 956-985

Häußler S (1974) Die Anamnese als Entscheidungshilfe. Allgemeinmedizin 4: 162-165

Huygen FJA (1978) Family medicin. The medical life history of families. Dekker & Van de Vegt, Nijmegen

Reimer C, Hempfing L, Dahme B (1979) Iatrogene Chronifizierung in der Vorbehandlung psychogener Erkrankungen. Prax Psychother Psychosom 24: 123-133

Rosen JC, Wiens AN (1979) Changes in medical problems and use of medical services following psychological intervention. Am Psychol 34: 420-431

Zielke M, Sturm J, Leidig S (1986) Effizienz und Effektivität stationärer psychosomatischer Behandlung. Bad Dürkheim

Patienten mit chronischen Schmerzzuständen in der Allgemeinpraxis

H. U. Haug

Man erkennt heute immer mehr, daß sich die Medizin auf allen Ebenen der gesundheitlichen Versorgung großer Versäumnisse im Umgang mit Schmerzpatienten schuldig gemacht hat. Wie bei vielen Krankheiten sind aber Versäumnisse auf der Ebene der Primärversorgung besonders folgenschwer. Ich möchte deshalb das Problem der Schmerzpatienten darstellen, wie es sich aus der Sicht eines Allgemeinarztes ergibt. Immerhin gehören nach eigenen Untersuchungen ca. 25% der Patienten, die tagtäglich in unsere Sprechstunde kommen, definitionsgemäß in die Gruppe der chronisch Schmerzkranken. Ich will im folgenden dabei eine Reihe von Punkten besonders herausstellen:

1. Bei der Behandlung chronisch kranker Menschen, insbesondere auch solcher mit langdauernden Schmerzzuständen, müssen neben den somatischen Krankheitszeichen immer auch psychosoziale Faktoren mitberücksichtigt werden. Hierzu ist der Allgemeinarzt durch die hausärztliche, teilweise jahrelange Betreuung ganzer Familien besonders gut in der Lage.
2. Eine einseitige Betrachtung nur der körperlichen Beschwerden führt zu einer unzureichenden Behandlung von Schmerzzuständen und dadurch zu einer zunehmenden Chronifizierung dieser Leiden.
3. Das therapeutische Repertoire der Ärzte - auch der Allgemeinärzte - ist verarmt infolge der starken und einseitigen Orientierung an der Pharmakotherapie. Mit Medikamenten allein kann chronisch Schmerzkranken nicht geholfen werden; im Gegenteil, sie werden dadurch manchmal sogar noch zusätzlich abhängig.
4. Allgemeinmedizin, als ein in den psychosozialen Bereich hineinreichendes Fach kann sich, wie die Schmerzpatienten zeigen, nicht alleine an der naturwissenschaftlichen Medizin orientieren. Ein anerkanntes, diese Bereiche integrierendes Wissenschaftsmodell fehlt jedoch offensichtlich. Dies erschwert auch die Anerkennung unseres Faches an den Universitäten.

Lassen Sie mich aber zunächst mit einer kurzen Kasuistik beginnen.

Kasuistik

Frau Elfriede F., 42 Jahre, kam Anfang Dezember letzten Jahres in meine Sprechstunde. Sie war mir bekannt, da ich einen Teil ihrer Familie seit Jahren betreue. Sie selbst war bislang ihrem alten Hausarzt „treu geblieben". Die *Anamnese* ergab, daß die Patientin seit über einem Jahr an einer hartnäckigen, sehr schmerzhaften Zervikalsymptomatik litt. Bisher durchgeführte Behandlungen mit Analgetika, Antirheumatika sowie physikalisch-therapeutischen Maßnahmen, z. B. Krankengymnastik und Massagen, sowohl beim Hausarzt als auch bei Gebietsärzten hatten zu keiner Besserung geführt.

Bei der *Untersuchung* fand sich eine stark verspannte, druckschmerzhafte Nackenmuskulatur sowie eine endgradige Bewegungseinschränkung der Halswirbelsäule.

Die *häusliche Umgebung* der Patientin war mir bekannt. Sie lebte im selben Haus mit ihrer krebskranken Mutter, welche zunehmend pflegebedürftig wurde; beide verstanden sich nicht besonders gut. Sie hatte einen ca. 50jährigen Ehemann. Die beiden Kinder waren aus dem Haus. Die Patientin arbeitete ganztags in einer Neu-Ulmer Firma.

Im *Gespräch* stellte sich dann noch heraus, daß sie durch den Gruppenakkord am Arbeitsplatz überlastet war, zwar einen „seelenguten" Ehemann habe, heimlich aber eine sehr erotische Beziehung zu einem jüngeren Mann unterhalte und daß sie ihre Mutter, die sie nun pflegen müsse, nie geliebt habe. Die Patientin berichtete außerdem, daß sie sehr nervös sei, häufig unter Ängsten und Depressionen leide und daß vor 4 Jahren eine Suchtbehandlung wegen Alkoholabhängigkeit durchgeführt wurde; sie sei seither aber „trocken".

Diese Kasuistik ist typisch für das allgemeinmedizinische Arbeitsfeld. Sie zeigt, daß Krankheit nur im psychosozialen Kontext verständlich wird. Eine überwiegend somatisch orientierte Behandlung, wie sie bei der Patientin bis zu diesem Zeitpunkt von ihrem Hausarzt und von Gebietsärzten durchgeführt wurde, konnte nicht zum Ziele führen. Eine derartige Behandlung ist heute aber leider noch typisch. Diese Patienten werden häufig zwischen Allgemeinarzt und Gebietsarzt hin- und hergeschoben. Das Leiden chronifiziert mehr und mehr. Die in großer Menge verordneten Medikamente führen nicht selten noch zur Abhängigkeit. Die Überweisung an die Schmerzambulanz kommt als letzte Maßnahme dann häufig zu spät.

Untersuchung

Wie aktuell das Problem mit den chronischen Schmerzkranken auf der Ebene der Primärversorgung ist, zeigt eine Pilotstudie, wie sie letztes Jahr im Rahmen einer Dissertation in meiner Praxis durchgeführt wurde. Während eines Quartals wurden von Herrn Schwilk, meinem damaligen Praxisassistenten, und mir alle Arzt-Patienten-Kontakte, bei denen eine Schmerzsymptomatik im Vordergrund stand, genauer nach verschiedenen Gesichtspunkten analysiert. Die Arbeit erfolgte in Zusammenarbeit mit der Abteilung Medizinische Soziologie der Ulmer Universität. Die Ergebnisse liegen jetzt vor, sie sind alarmierend. Ich möchte dies heute nur an wenigen Daten zur Häufigkeitsverteilung zeigen.

Bei 581 Arzt-Patienten-Kontakten (45%) stand eine Schmerzsymptomatik im Vordergrund; der Patient „klagte" über Schmerzen. Dabei handelte es sich in etwa der Hälfte der Fälle um *akute Krankheiten,* wobei die Erstmanifestation weniger als 6 Monate zurücklag. In vielen Fällen war dabei der Schmerz ein wichtiges, für die Diagnose z. T. unentbehrliches Symptom. Er verschwand meist mit der Behandlung oder Heilung der Grundkrankheit (z. B. Operation einer Appendizitis, Abheilung einer Sinusitis).

Von *chronischen Schmerzzuständen* redet man heute, wenn die Erstmanifestation länger als 6 Monate zurückliegt. Dann hat der Schmerz häufig eine Eigendynamik erlangt; man bezeichnet diesen Zustand dann auch als „Schmerzkrankheit". Dies war bei 295 Patienten mit Schmerzsymptomatik der Fall.

Um die Schwere der Krankheit beurteilen zu können, wurde von uns auch gefragt, ob diese Schmerzen persistierend waren oder in welchem Intervall sie auftraten. Immerhin hatten 108 Patienten seit über einem halben Jahr mindestens 1mal im Monat und noch 41 Patienten seit über einem Jahr tagtäglich ihre Beschwerden. Schmerztherapeuten sprechen in diesem Zusammenhang von chronisch Schmerzkranken im weiteren und engeren Sinne.

Integratives Schmerzmodell

In weiteren Untersuchungen ist geplant, auf einem verbreiterten Untersuchungsfeld die Repräsentativität dieser und weiterer von uns in dem Pilotprojekt gewonnenen Daten zu sichern. Es soll dabei auch die volkswirtschaftliche Bedeutung der Schmerzkrankheit herausgestellt werden. Sodann ist an die Entwicklung eines integrativen Schmerzmodells gedacht, bei dem bereits auf der Ebene der Primärversorgung dem Patienten adäquate Hilfen angeboten werden:

- Auf dem *somatischen Gebiet* bedeutet dies nicht nur die Verschreibung von Medikamenten und Verordnung von physikalischer Therapie, sondern auch die Anwendung von Verfahren, wie therapeutische Lokalanästhesie sowie Akupunktur. Gerade die Akupunktur besitzt nach einer eigenen 1986 publizierten Untersuchung bei Schmerzzuständen eine gute Wirksamkeit.
- Auf der *psychischen Ebene* denke ich vor allem an eine qualifizierte Gesprächstherapie und autogenes Training, evtl. auch Hypnose und Biofeedback.
- Probleme des *Milieus* sind häufig schwerer anzugehen. Die rechtzeitige Vermittlung sozialer Hilfen kann hier in vielen Fällen Entlastung schaffen.

Schmerzpatienten sollten, wie alle chronisch Kranken, selbst „Experten“ ihrer Krankheit werden. Hierzu sind *Selbsthilfegruppen* unentbehrlich. Hilfestellung bei der Gründung solcher Gruppen ist notwendig.

Grundsätzlich könnten also die heute in Schmerzzentren der Tertiärversorgung üblichen Verfahren und Hilfen bereits auf der Sekundärebene der Gebietsärzte und insbesondere auch schon auf der Primärebene der Hausärzte bis zu einem gewissen Grade eingesetzt werden. Auch wenn die Primärärzte selbst die angegebenen Verfahren nicht oder nur z.T. durchführen können, sollten sie diese jedoch wenigstens bei der Koordination der therapeutischen Maßnahmen im Auge behalten.

Auf jeden Fall ist dazu ein qualifizierter Arzt mit hoher „biopsycho-sozialer“ Kompetenz erforderlich, wie dies von Herrn Prof. Häußler seit Jahrzehnten gefordert wird. Die Effektivität und Effizienz unseres Gesundheitswesens steht und fällt damit ganz entscheidend. Es ist außerdem eine Verbreiterung des therapeutischen Spektrums erforderlich. Voraussetzung dazu ist eine Lösung aus der „Umklammerung“ durch die pharmazeutische Industrie.

In diesem Zusammenhang ist auch zu prüfen, ob nicht ein Modell der gemeindenahen Primärversorgung nach den in Alma-Ata besprochenen WHO-Vorstellungen in besonderer Weise geeignet wäre, chronisch Kranken gerecht zu werden.

Mit diesem Themenkomplex liegen wir im aktuellen Trend; genau auf der Linie, die von Heimann u. Zimmer (1987) für weitere Forschungsschwerpunkte durch das Bundesministerium für Forschung und Technologie (BMFT) empfohlen wurde. In der

Gruppe der psychosomatischen Erkrankungen wird der chronische Schmerz, insbesondere auch der Kopfschmerz, direkt als Problemschwerpunkt herausgestellt.

Nach Heimann u. Zimmer sollten besonders Projekte gefördert werden, die Aussagen erlauben über:

1. Prozesse und Faktoren, die mit der Chronifizierung zusammenhängen.
2. Zusammenhang von Krankheitsverlauf und Interaktion im sozialen Netz:
   - Bewältigungsstrategien der Patienten,
   - pathogenetische Faktoren der Umwelt,
   - Belastung der Angehörigen.
3. Therapie und Rückfallprophylaxe mit speziellen Untersuchungen zur Effektivität von Pharmakotherapie und Psychotherapie.

Es wird auch gefordert, die Forschung stärker an die Entwicklung und Überprüfung von Modellen zu binden.

Wissenschaftstheoretische Überlegungen

Zum Schluß möchte ich noch einige wissenschaftstheoretische Gedanken anfügen.

Man rechnet heute in der Bundesrepublik Deutschland mit 1,3 Mio. Patienten, die an chronischen Schmerzzuständen leiden. Weshalb wurden sie so lange vernachlässigt? Dafür gibt es in meinen Augen vor allem 2 Gründe:

1. Schmerz läßt sich nicht exakt messen, d.h. quantifizieren. Er zählt zu den „weichen Daten“ in einer an den „exakten“ Naturwissenschaften orientierten Medizin.
2. Es gibt im analytisch orientierten naturwissenschaftlichen Denken keine befriedigende Erklärungsmöglichkeit für das Zusammenwirken von biologischen, psychologischen und sozialen Faktoren, wie dies bei diesen Kranken in besonderer Weise zutage tritt.

Im Rahmen eines nach den Naturwissenschaften auch in der Medizin fällig werdenden Paradigmenwechsels (um das vielzitierte Wort von Thomas S. Kuhn, 1976, zu benützen), ist über neue Wissenschaftsmodelle nachzudenken, die in der Lage sind, auch die hier dargestellten Zusammenhänge verständlich zu machen.

Die WHO veranstaltete im Herbst 1984 einen Workshop unter dem Thema „Scientific Approaches to Health and Health Care“. Die dort vorgestellten systemtheoretischen Modelle sind sicher in der Lage, zu einem wesentlich besseren Verständnis vieler komplexer Zusammenhänge in der Medizin zu kommen. Gerade am Beispiel der Patienten mit chronischen Schmerzuständen könnten sie erprobt werden.

Literatur

Heimann H, Zimmer T (Hrsg) (1987) Chronisch-psychisch Kranke, Problemlage und Stand der Behandlungs- und Forschungssituation in der Bundesrepublik Deutschland. Gustav Fischer, Stuttgart

Kuhn T (1976) Die Struktur wissenschaftlicher Revolution. Suhrkamp, Frankfurt

Das ärztliche Gespräch, Bedeutung und Aufbau in der Allgemeinmedizin

W. Tutsch

Hippokrates soll gesagt haben: „Zuerst das Wort, dann die Arznei, dann das Messer" und Sokrates: „Zeig' mir deine Zunge, damit ich dich sehe."

In den Jahren der enthusiastischen Übernahme des technologischen Fortschritts in die Medizin geriet das ärztliche Gespräch, eigentliche Keimzelle des Arzt-Patienten-Verhältnisses, etwas in den Hintergrund:

1. in der Bewertung durch den Arzt und die Institutionen des Gesundheitswesens,
2. in der Lehre und
3. in der Forschung über das ärztliche Gespräch selbst.

Nach Untersuchungen von Haehn und Ahrens ist das Gespräch die häufigste und eine damit außerordentlich wichtige Betätigung des Arztes. Es soll sein

a) eine gelungene Kommunikation (Frage: *was* ist gelungen?),
b) eine umfassende Bestandsaufnahme der Situation des Patienten im somatischen, psychischen, wirtschaftlichen und arbeitsmedizinischen Aspekt,
c) eine Bewältigung der Interaktionsprobleme wie Vergessen, Verstehen,

um

d) zu einem Resultat zu kommen.

Die Weltgesundheitsorganisation hat die Komplexität des Arztseins in 3 Teilen definiert:

- dem *kognitiven* Teil, das ist der lernbare Faktenteil der Medizin,
- dem *psychomotorischen* Teil, das sind die spezifischen Handfertigkeiten, die sich von Fachgebiet zu Fachgebiet unterscheiden und schließlich
- dem *affektiven* Teil, d.h. der erwartet hohen Einschätzung des Arztseins im Erscheinungsbild und in geistiger Hinsicht, wobei gefordert wird, daß das Ärztliche das „nur" Humane überstrahlen muß.

Herr Prof. Häußler hat sich mit ganzer Kraft um die Aufwertung der persönlichen ärztlichen Zuwendung zum Patienten bemüht. Es wurde deshalb hier in der Allgemeinmedizin Ulm das Thema aufgegriffen, um es unter verschiedenen Aspekten zu bearbeiten. Dazu war es notwendig, vorhandene Untersuchungen heranzuziehen und durch Metaanalysen neue Fragestellungen zu bilden und auch zu versuchen, diese Fragen zu beantworten.

Ich möchte hier das Begonnene grob skizzieren und anschließend die aufgrund der vorhandenen Untersuchungen möglichen metaanalytischen Forschungsfragen vortragen. Zum besseren Verständnis müssen zunächst einige Ausführungen über das ärztliche Gespräch erfolgen.

Das allgemeinärztliche Erstgespräch kann aufgeteilt werden in einen *diagnostischen Teil* und einen *therapeutischen Teil.* Nach früheren Untersuchungen von Keller und Vogler beruht die Diagnosestellung in ca. 40% auf der anamnestisch-diagnostischen Gesprächsführung, wobei die Effizienz der Diagnose durch die erlebte Anamnese des Hausarztes noch erhöht wird. Nach neueren Untersuchungen liegt die diagnostische Effizienz des allgemeinärztlichen Gesprächs sogar bei 83,4%! Viele Untersuchungen haben im englischen Gesundheitswesen stattgefunden, wo aufgrund der anders orientierten Medical Health Care Arzt-Patienten-Befragungen besser durchgeführt werden können (Ley, Cartwridge u. a.). Im deutschen Sprachraum liegen nun nach Keller und Vogler andere Untersuchungen, z. B. von Ahrens und Hasenbring vor, die als Basis der hier angestrebten Metaanalysen dienen.

Die Abb. 1 (aus einer Arbeit von Ahrens) zeigt die Dauer eines Gesprächs pro Patient allgemein; demnach ergibt sich eine durchschnittliche Gesprächszeit zwischen 5 und 6 min. Wir sind erstaunt über die Kürze eines ärztlichen Gesprächs. Anzumerken ist, daß es sich nicht um prinzipielle Erstkontakte mit dem Arzt handelt, sondern um allgemeinärztliche Erstgespräche bekannter Patienten nach mindestens 1jährigem fehlenden Arztkontakt, eine Grund- und erlebte Anamnese aber beim Arzt doch schon vorhanden ist.

Die Abb. 2 macht die Gesamtdauer des diagnostischen Gesprächsanteils optisch erkennbar, also im wesentlichen zwischen 2 und 3 min pro Patient. Es zeigt sich ein erstaunlich kurzer diagnostischer Gesprächsabschnitt, aus dem aber in einem hohen Prozentsatz doch die richtige Diagnose resultiert.

Wie wir in Tabelle 1 sehen, wird in 65 von 78 Patientenfällen, das sind 83%, eine endgültige Diagnose gestellt. Eine Änderung oder Modifizierung der Diagnose war bei 13 Patienten, d. h. 17% notwendig. Andere Untersuchungen geben 93% Diagnosen an, aus denen direkt therapeutische Maßnahmen resultieren.

Diese Untersuchungen lassen den metaanalytischen Gedanken aufkommen, daß eine kurze Gesprächsdauer ausreichend ist, um zu einer in hohem Prozentsatz zutreffenden, nicht zu reduzierenden Diagnose zu kommen.

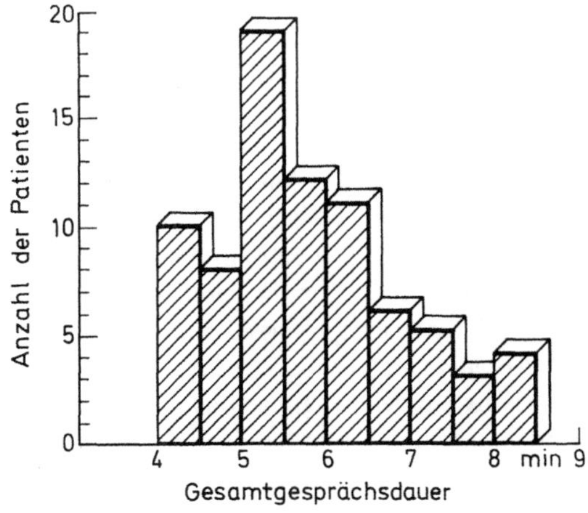

Abb. 1. Die Gesprächsdauer

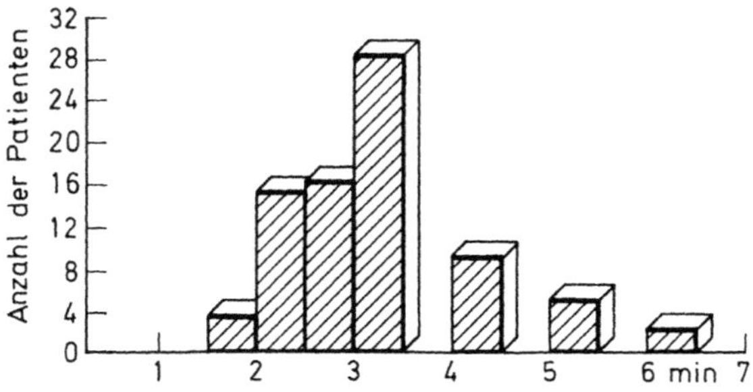

Abb. 2. Dauer des diagnostischen Gesprächsanteils

Tabelle 1. Diagnosehäufigkeiten

Gesamtzahl der Erstberatungen, bei denen eine Diagnose gestellt wurde	78-100%
Anzahl der modifizierten und revidierten Diagnosen	13- 17%
Anzahl der nicht geänderten oder revidierten Diagnosen	65- 83%

Piechowiak spricht allgemein von der Asymmetrie des ärztlichen Gesprächs, wobei nach weiteren Untersuchungen 26% der Gesprächszeit im diagnostischen Teil beim Patienten liegen und 74% beim Arzt. Die bisherige Feststellung, daß der Allgemeinpraktiker in einer schwierigen Situation seine verantwortungsvolle Aufgabe in kurzer Zeit erfüllt und zu einem hohen Prozentsatz ein repräsentatives Bild der Krankheitssituation des Patienten gewinnt, soll hier herausgehoben werden. Im diagnostischen Teil des Gesprächs ist die Fachkenntnis des Arztes für diese Verschiebung verantwortlich, da gezielt auf eine vermutete Diagnose hin gefragt wird, sie beinhaltet aber auch die Gefahr der Diagnoseverzerrung durch vorgefaßte Diagnose-Ideen des Arztes. Inwieweit diese arztzentrierte Gesprächsführung bei der Diagnosefindung eher korrekte oder eher systematisch verzerrte Diagnosen generiert, ist Ansatz für weitere metaanalytische Untersuchungen.

Nun folgen Überlegungen, die sich in Verbindung mit dem therapieorientierten Gespräch aufdrängen. Hierzu eine Analyse der prozentualen Zeitanteile diagnostisches Gespräch im Verhältnis zum therapeutischen Gespräch.

In der Tabelle 2 sieht man den im Verhältnis niedrigen Anteil des therapieorientierten Gesprächs mit 2,6 min, entsprechend 44%, gegenüber 3,2 min des diagnoseorientierten Anteils, entsprechend 56%.

Als metaanalytischer Ansatz ergibt sich hier die Fragestellung, inwieweit die Art und Schwere der Diagnose das zeitliche Verhältnis des diagnostischen Gesprächs zum therapeutischen Gespräch beeinflußt. Es könnte eine Beziehung zur Art der Diagnose hergestellt werden, etwa derart: einfache Diagnose - einfaches ärztliches therapeutisches Gespräch. Das therapieorientierte Gespräch kann sich aber *auch* bei der Erstberatung auf viele krankhafte Störungen und schwerwiegende Diagnosen beziehen, wie

Tabelle 2. Gesprächsanteile

Durchschnittliche Gesamtdauer des Arzt-Patienten-Gesprächs	5,8 min = 100%
Durchschnittliche Dauer des diagnoseorientierten Gesprächsanteils	3,2 min = 56%
Durchschnittliche Dauer des therapieorientierten Gesprächsanteils	2,6 min = 44%

organische Herzerkrankung, die allgemein den Patienten sehr beunruhigen, aber auch Krankheiten mit hoher emotionaler Beteiligung wie Befindlichkeitsstörungen mit Krankheitsängsten, Erwartungshaltungen, psychosomatische Störungen, Verhaltensstörungen, Suchterkrankungen, weiter Beratungen von Ehe-, Berufs-, Kindererziehungs- und Sexualproblemen, wobei das therapeutische ärztliche Gespräch dann in *verstehender* Weise als Zwiesprache, *psychagogisch* und autoritär sein kann. Für eine Effektivität auch *kurzer* therapeutischer Gespräche kann die erfahrene Aussage von Balint sprechen, daß die ersten *fünf* Minuten die wichtigsten im therapeutischen Gespräch sind.

Für das therapieorientierte Gespräch gibt es Untersuchungen von Pendleton über verschiedene Einflußvariablen

- *„Input"-Variablen,* d.h. Eigenschaften und Voraussetzungen des Patienten und Arztes; als Patienten-Input können angesehen werden Alter, Angst, Leidensdruck, allgemeiner Kenntnisstand, medizinischer Kenntnisstand;
- *„Prozeß"-Variablen,* die sich aus der Interaktion Arzt - Patient ergeben, wie Umfang, der vom Arzt vermittelten Information, Komplexität der vermittelten Information, Bereitschaft des Patienten nachzufragen;
- *„Outcome"-Variablen,* die in den anstehenden Arbeiten für Patienten definiert sind. Hauptziel und somit Hauptoutcome-Variable des Patienten-Arzt-Gesprächs ist eine Besserung des Gesundheitszustandes, wobei von Patientenseite viele Faktoren ausschlaggebend sind, wie a) Verstehen und b) Behalten oder Vergessen der Arztinformation.

Dazu sind in England zahlreiche Untersuchungen durchgeführt worden. Ley et al. haben eine Vergessensrate zwischen 35 und 87% angegeben, im Schnitt also 50%. Eine weitere Untersuchung dieser Autoren ermittelte ein Nichtverstehen bei 70%, wobei zu bemerken ist, daß die Mitteilungen an den Kranken sogar in schriftlicher Form anhand von Formularen und Gesundheitsblättern erfolgte. Diese enttäuschenden Zahlen lassen niedrige Compliance-Raten verstehen. Neben Verstehen/Vergessen ist auch *Zufriedenheit* und *Reduzierung der Besorgtheit* des Patienten eine wichtige Outcome-Variable des ärztlichen Gesprächs für den Patienten. Untersuchungen bezüglich der Zufriedenheit zeigen Schwankungen zwischen 10-40%. Jaspars hat in Interviewstudien, allerdings an nur 12 Patienten, eine bedeutsame Reduktion der Besorgtheit in allen Fällen nachgewiesen, jedoch abhängig von Schwere und Art der Erkrankung, wie z.B. somatisch-psychisch-psychologische Aspekte der Krankheit. Interessant ist: Je länger das therapeutische Gespräch, desto geringer war die Reduktion der Besorgtheit der Patienten, d.h. die Verunsicherung des Patienten nimmt bei längerer Zuwendung des Arztes zum Patienten zu. Diese Zusammenhänge werden durch den eigenen Praxisalltag bestätigt.

Daraus ergibt sich die Frage, ob die Effektivität eines Gesprächs überhaupt mit der *Zeit* zu messen ist. Mit Sicherheit spielen Faktoren, wie die Empathie des Arztes und die Voraussetzungen des Patienten ebenfalls eine große Rolle. Auch zeigt sich, daß emotional-atmosphärische Gesichtspunkte beim therapeutischen Gesprächsanteil eine wichtige Rolle spielen können. Empathie und atmosphärische Momente können wirkungsvoll auch in kurzer Zeit positiv zum Tragen kommen.

Bezüglich des Zeitkriteriums ist zu ergänzen, daß neuere Untersuchungen im Verhältnis Arzt - Patien*tin* andere Zeitwerte ergeben, daß also die Geschlechtsvariable die Interaktion nicht unerheblich beeinflußt.

Nun zu der angelaufenen Arbeit bezüglich der *Metaanalyse* vorgetragener Untersuchungen. Die Metaanalyse wurde als Untersuchungsmodus gewählt, da im Rahmen einer ständig laufenden Allgemeinpraxis des deutschen Gesundheitswesens von dem betroffenen Allgemeinarzt allein solch umfangreiche Untersuchungen nicht bewältigt werden können, im Gegensatz zum relativ sozialisierten englischen Medical Health Service. Momentan wird versucht, interessierte Allgemeinärzte der Region Ulm für etwa notwendige weitere Forschungsaufgaben in verschiedenen Richtungen zu gewinnen.

In der jetzigen ersten Phase sollen Kriterien bezüglich des diagnostischen Gesprächsanteils evaluiert werden nach folgenden Fragestellungen (Übersicht 1).
Übersicht 1 möchte ich wie folgt erläutern:

Zu 1: Inwieweit kann bei den Zahlen von Ahrens und Hasenbring eine Verbesserung der statistischen Relevanz durch Hinzuziehen anderer und eigener Untersuchungen erreicht werden?

Zu 2: Welche der folgenden Faktoren spielen eine Rolle.
- a) Hat die Ausbildungszeit des befragten Arztes, die kognitive Domäne, der Zeitraum zwischen Approbation und Niederlassung, eine Bedeutung?
- b) Welche Ausbildungsfächer hat der entsprechende Allgemeinarzt durchlaufen?
- c) Welches Alter und Geschlecht hat der befragte Allgemeinarzt?

Zu 3: Gibt es Unterschiede bezüglich der Dauer des diagnostischen Gesprächs in einer Stadt- oder Landpraxis mit Fragen wie:

Übersicht 1. Metaanalytische Ansätze: Angestrebte Metaanalysen bezüglich des diagnostischen Gesprächsanteils

1. Ist eine Verbesserung der statistischen Relevanz durch Hinzuziehen anderer und eigener Untersuchungen möglich?
2. Hat die Ausbildung des Allgemeinarztes nach Art und Zeit Auswirkung auf die Dauer und Effizienz des diagnostischen Gesprächs?
3. Gibt es Unterschiede bezüglich der Dauer und Effizienz des diagnostischen Gesprächsanteils in einer Stadt- oder Landpraxis?
4. Inwieweit beeinflußt die Art und Schwere der Diagnose das Zeitverhältnis von diagnostischem zu therapeutischem Gesprächsanteil?
5. Inwieweit bestimmt der Zeitdruck des Arztes die jeweilige Gesprächsdominanz?
6. Führt die Anwesenheit eines Dritten als Erhebungsperson oder das Vorhandensein von Aufzeichnungskameras zu einer Straffung und Verkürzung des Arzt-Patienten-Gesprächs?

a) Verkürzt die in der Landpraxis sicher intensiver miterlebte Anamnese die Zeit der Diagnosefindung im Gespräch?

b) Spielt eine andere psychosoziale Struktur des Patientengutes in Stadt und Land eine Rolle?

c) Bestehen unterschiedliche Hauptdiagnosen im Stadt- und Landbereich? Es ist beispielsweise vorstellbar, daß in der Stadt vorwiegend Krankheitsbilder mit psychologischem Hintergrund bestehen.

Zu 4: Inwieweit bestimmt der Zeitdruck des Arztes die jeweilige Gesprächsdominanz? Ganz aktuell kann hier gefragt werden, ob auch

a) bei zunehmender Arztzahl und

b) bei Änderung des Abrechnungsmodus

noch so kurze Gesprächszeiten gelten.

Abschließend möchte ich eine spätere Forschungsstufe andeuten, die im weiteren Verlauf nach Abschluß der ersten angegangen werden soll. Hier wird versucht werden, mit ähnlichen Fragestellungen wie im diagnostischen Bereich durch Metaanalysen vorliegender Daten (etwa von Jaspars; Ahrens und Hasenbring) Aufschlüsse bezüglich des therapeutischen Gesprächs zu erhalten.
Dies soll in 2 Richtungen geschehen:

1. Patientenbezogen
   a) durch Evaluation der *Patientenerwartung* an eine gelungene Aussprache mit dem Arzt. Hierbei sollen auch angeführte Interaktionsprobleme wie Vergessen, Nicht-Verstehen, Angst und Unterwürfigkeit metaanalysiert werden;
   b) durch Evaluation des Ausmaßes der erreichten *Zufriedenheit.*
2. Arztbezogen
   Es soll festgestellt werden, inwieweit der Allgemeinarzt bei therapeutischen Gesprächen die psychotherapeutisch festgelegten Gesprächsgrundregeln berücksichtigt. Die Evaluation soll in diesem Fall mit ähnlichen Fragestellungen wie im diagnostischen Gespräch durchgeführt werden.

Literatur beim Autor erhältlich.

Pathische Betroffenheit des Patienten – hat sie Auswirkungen auf hausärztliches Handeln?

K. Besel

Bei Schipperges finden wir die Beschreibung der Kategorien pathischer Betroffenheit in der Welt des Kranken. Er meint damit Merkmale der Krankheit wie Niedergeschlagenheit, Ohmacht, Abgrund, Bedrohung, Loslösung, Erleichterung, Herausforderung, Wertsteigerung und schließlich Verwandlung. Dabei geht es um die Möglichkeiten und Grenzen leidender Erfahrung. Unsere Hypothese lautet: Die Matrix für das Kranksein und besonders für das chronisch Kranksein drückt sich aus in Wahrnehmungen, Merkmalen und Charakterisierungen, die der Patient seinem Leiden verleiht und die sein Krankheitsverhalten nachhaltig beeinflussen und gestalten, ja sogar seine Genesung hemmen können. Für den Arzt und besonders für den Hausarzt bedeutet dies die Frage, ob er in der Lage ist, diese Deutungen und Krankheitshypothesen – die pathische Betroffenheit des Patienten überhaupt wahrzunehmen und andererseits gemäß diesen das Leiden des Patienten zu lenken und zu steuern. Und es bedeutet, „den Patienten zu Hilfe zu kommen, wenn diese es nötig haben oder aber menschenfreundlich zu handeln, auch wo der Patient nicht mehr geheilt werden kann, und so auch wenigstens dem hoffnungslosesten Kranken beizustehen" (K. Jaspers). Die wichtigste Arbeit für uns war es zunächst, ein Meinungsbild unserer Patienten zur Frage nach der Beurteilung ihrer Krankheit, bezogen auf den zeitlichen Aspekt, sowie auf die Auswirkungen ihrer Krankheit auf die Lebensqualität zu erhalten. Es geht also um die Einschätzung von Bedeutungsinhalten von Krankheiten, die Patienten, ohne sie immer explizit auszusprechen, bewegen.

Danach fragten wir nach den Möglichkeiten der Verarbeitung von Leid und Krankheit allgemein sowie schließlich nach den Kategorien pathischer Betroffenheit, so wie sie uns täglich in der Praxis begegnen, wo wir sie als Ärzte wahrnehmen und wo wir uns täglich neu einzustellen und neu auseinanderzusetzen haben. Die weiterreichende Frage wäre natürlich, zu untersuchen, welche Betrachtungsweise öffnet uns Ärzten Zugang zur psychosozialen Wirklichkeit des Kranken? Welche Bedeutung hat dieses Leiden für den Patienten, aber auch für den Arzt jetzt und zukünftig?

Dann wäre auch zu prüfen, wie werden wir Ärzte mit unserer pathischen Betroffenheit, mit dem emotionalen Betroffensein von der Situation eines leidenden Menschen fertig?

Thure von Uexküll meinte 1984 in einem Interview: „Emotionales Betroffensein von der Situation eines anderen Menschen ist schwer vereinbar mit rationalem Handeln. Unsere gesamte Kultur hat sich dahingehend verschworen, Betroffenheit zu verdrängen." Oder aber ist nicht pathische Betroffenheit des Arztes eine unabdingbare Voraussetzung, ein Stimulans im ärztlichen Willen, zu helfen und so zum Höchsten und Schicksalsgefährten für den Kranken zu werden, wie K. Jaspers es formuliert hat?

Nichts ist bisher darüber ausgesagt, ob pathische Betroffenheit beim Arzt vielleicht eine Grundbedingung mitfühlenden ärztlichen Handelns selbst oder aber ein Hemmnis rationalen ärztlichen Handelns ist. Problematisch ist wohl ebenso, vom Patienten zu verlangen, mit seinem Leiden und Schicksal allein fertig zu werden, es sozusagen zu meistern. Oft kennen Ärzte die Partitur der Leiderfahrung ihrer Patienten nicht gut genug, so daß die Konzepte häufig zu einer Anmaßung, zu einer Zumutung entarten, oft dem Patient überhaupt nicht hilfreich werden. Wir sprechen dann von Noncompliance, vom schwierigen Patienten, von chronisch veränderten Kranken und sogar vom inkurablen Patienten, wenn unsere gut gemeinten Hilfsangebote nicht angenommen werden, wenn unsere Konzepte nicht wirksam werden, weil sie eben in der Wirklichkeit des leidenden Patienten fremd anmuten. Wichtig ist es deshalb für Hausärzte, mehr von der Bedeutung, vom Inhalt sowie von Krankheitstheorien unserer Patienten zu verstehen, sie deuten zu können, und vor allem für den Patienten kreativ im Sinne der Mobilisierung von Selbstheilungskräften fruchtbar werden zu lassen.

In unserer traditionellen Hausarztrolle sind wir bemüht, einerseits unser naturwissenschaftliches Können und Wissen im Management der Krankheiten der Patienten problemlösend einzusetzen, andererseits handeln wir auch ständig in der psychosozialen und Beziehungsebene, um den sozialen Belangen der Patienten gerecht zu werden. Wir sind uns stets bewußt, daß unsere Stellung als Hausarzt bestimmte gesellschaftliche Normen einschließt. Wir können uns mit der Hausarztrolle, wie sie der amerikanische Soziologe Parsons (1951) beschrieben hat, gut identifizieren: Dieser hat die Arztrolle folgendermaßen gedeutet:

1. Vom Arzt wird erwartet, daß er sein Bestes zur Heilung oder Linderung der Beschwerden des Patienten beiträgt.
2. Der Arzt nimmt eine allparteiliche universalistische Haltung ein, unabhängig von Geschlecht, Alter, Religion, Rasse oder Herkunft des Patienten.
3. Der Arzt respektiert den vom Patienten gezielt erteilten funktionalen Auftrag.
4. Der Arzt nimmt eine auf das Wohl der Gemeinschaft ausgerichtete Haltung ein.
5. Der Arzt bewahrt affektive Neutralität.
   (Mit diesem letzgenannten Postulat haben wir unsere Schwierigkeiten.)

Wird eine solche Neutralität von unseren Patienten verlangt? Ist sie notwendig, um rational handeln zu können? Kann Emotionalität in einer Arzt-Patienten-Beziehung einfach ausgeblendet werden? Gilt der Anspruch der Psychotherapeuten - keine direkten Hilfen zu geben - auch für Hausärzte? Was erwarten unsere Patienten in dieser Hinsicht?

Eine Umfrage bei 20 chronisch Kranken meiner Praxis hat darüber ein Meinungsbild geliefert, wobei ich nur einige wenige Aspekte vortragen kann:

Es wurden 20 Patienten verschiedensten Alters mit chronischen Erkrankungen befragt, wie sie ihr Leiden bezüglich Dauer und Chronizität einschätzen und bewerten. Außerdem wurden die Patienten nach den Auswirkungen des Krankseins, wie auch den Einflüssen des Krankseins auf die Lebensqualität befragt. Ebenso wurde gefragt, wie sie die Krankheit bewältigen und welche Tröstungen ihnen von wem zuteil werden. Schließlich interessierte die Frage, welchen Sinngehalt würden die Patienten ihrem Kranksein beimessen?

Der Aspekt der Leiderfahrung und -bewältigung schien mit der interessanteste, da er Rückschlüsse auf die Art der Krankheitstheorien von Patienten und die Möglichkeiten von Interventionen ermöglicht.

So sind von 20 befragten chronisch kranken Patienten mit einem Altersmedian von 69 Jahren 13 Patienten mehr als 5 Jahre krank, die übrigen 7 Patienten sind mindestens mehr als 1 Jahr krank. 12 Patienten sind überzeugt, daß es sich bei ihrem Leiden um ein chronisches handelt. An Diagnosen wurden von den Patienten genannt: 5mal die Polyarthritis und 4mal der apoplektische Insult, die übrigen Diagnosen verteilen sich auf Diabetes, Malignom, Depression, Psychose, Emphysembronchitis, Bandscheibenschaden und Herzinsuffizienz.

13 Patienten waren der Meinung, ihr Leiden nehme einen weiteren chronischen Verlauf, 2 Patienten rechneten mit einer baldigen Genesung, während 9 Patienten künftig mit einer Verschlimmerung ihres Leidens rechneten. Nur 1 Patient erwartete eine Verschlimmerung in nächster Zeit. 8 Patienten meinten, eine Verschlechterung ihres Gesundheitszustandes wäre künftig nicht zu erwarten. Diese Bewertungen der Patienten decken sich weitgehend mit der ärztlichen Einschätzung des jeweiligen Krankheitszustandes.

Interessant scheint der Zusammenhang von der Dauer einer Erkrankung und den Auswirkungen auf die Lebensqualität von Patienten - es ergab sich folgendes Meinungsbild (Tabelle 1):

Tabelle 1. Wirkungen der Erkrankung

Die Dauer der Erkrankung hat sich bei mir ausgewirkt:

n=20	JA (Männer)	NEIN (Männer)	JA (Frauen)	NEIN (Frauen)
auf mein Wohlbefinden und Zufriedenheit mit dem Leben	7	1	7	4
auf mein Lebensgefühl	4	3	4	6
auf meine Lebensfreude	6	1	7	4
auf mein Gemüt	5	3	8	3
auf meine Leistungsfähigkeit allgemein	7	1	11	
auf meine Arbeitsfähigkeit und Familie	8		10	

☐ Männer
⬚ Frauen

Die meisten Defizienzbeschreibungen entfallen auf das Nachlassen der Leistungsfähigkeit allgemein, auf die Arbeitsfähigkeit (alle Patienten waren berentet), sowie auf das Funktionieren in der Familie.

So wird die Lebensqualität von allen Befragten im Verlauf ihrer chronischen Erkrankung als negativ beeinflußt beschrieben. Dies ist sicher nicht überraschend, kennen wir doch aus anderen Umfragen ähnliche Ergebnisse, außerdem handelte es sich bei den Befragten um ältere Patienten, wo wir die Multimorbidität als Regelfall, und somit eine Summation von Behinderungen, Beeinträchtigungen wie Handicaps finden, die in ihrer Gesamtheit von den Patienten auch als negativ beurteilt werden.

Für uns Ärzte überraschend wurde jedoch die Frage nach dem Beistand im Leiden - wen die Patienten bei der Bewältigung von Leid als Verbündeten und Helfer als Tröster benennen würden - beantwortet (Tabelle 2):

Besonders die Patientinnen akzeptieren den Arzt als den Helfer und Tröster im Leid noch vor dem Seelsorger und der Familie. Andere Helfer, außer der Familie, wie Seelsorger, Arbeitskollegen und Selbsthilfegruppen, wurden erst unter anderem benannt. (Natürlich kann aus dieser Umfrage nicht geschlossen werden, ob dies ein repräsentatives Phänomen ist, oder ob die Patienten mir einen besonderen Gefallen

Tabelle 2. Krankheitsbeistand

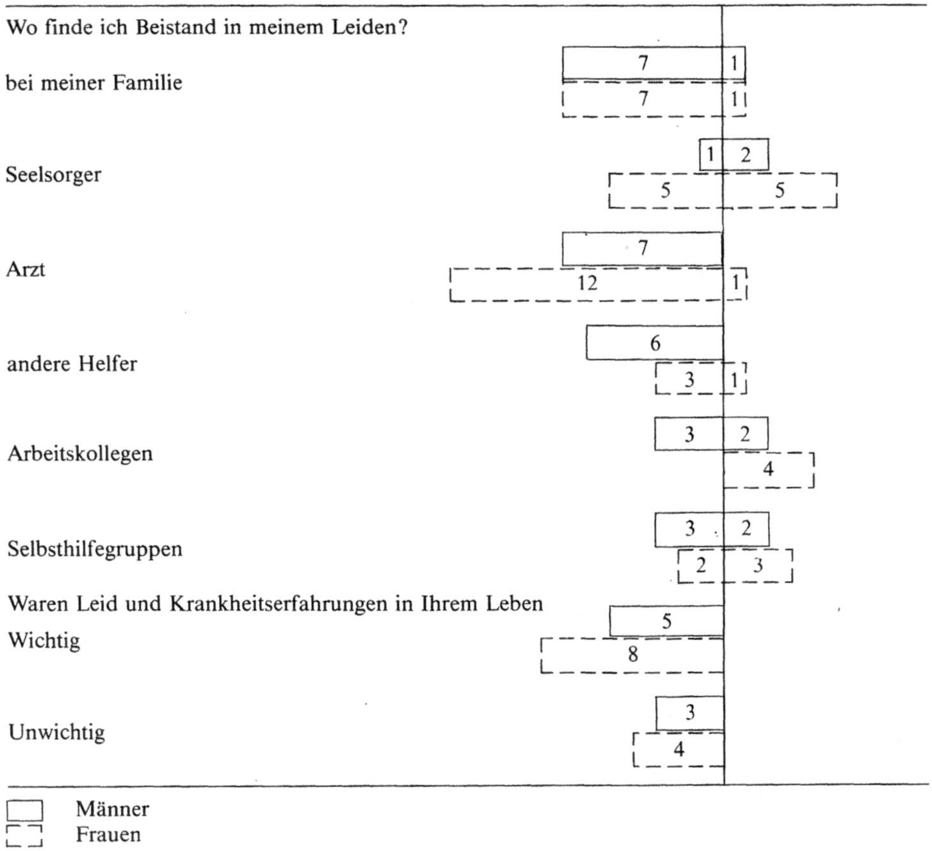

Tabelle 3. Trost

Wo finden Sie Trost im Leiden?

	Männer	Frauen
Gott, Gebet, Kirche	1	6
Familie	3	3
baldige Erlösung		1
Besuche von Freunden		1
Gewißheit des noch Leistbaren	1	
Kortisontherapie	1	
Möglichkeit der Linderung z. B. durch Kuren	1	
kein Trost möglich	1	

(durchgezogener Rahmen) Männer
(gestrichelter Rahmen) Frauen

taten, auffällig ist es in jedem Fall.) Die Mehrheit der Patienten glaubt, Leid und Krankheitserfahrungen seien für ihr Leben zu einer wichtigen Erfahrung geworden. Es ist zwar nicht klar, in welcher Weise, danach wurde nicht gefragt, aber es unterstreicht die Bedeutung, die Krankheiten im Leben eines Menschen einnehmen können und es vor allem im chronischen Stadium zu verändern pflegen.

Auf die Frage, wo und durch wen Patienten konkret Trost in ihrem Leiden schöpfen, nannten die Patienten vorwiegend die Bereiche Gott - Gebet - Kirche (Tabelle 3). An zweiter Stelle stand die Familie. Ansonsten verteilen sich die Beispiele auf eine Vielzahl von Möglichkeiten, wie die Aussicht auf Linderung durch Kuren, der Besuch von Freunden, die noch verbliebene Leistungsfähigkeit, aber es wurde auch von einer Patientin die Hoffnung auf eine baldige Erlösung durch den Tod genannt. Ein depressiver Patient war der Meinung, daß ihm auf dieser Welt kein Trost zuteil werden könne, und ein Patient mit schwerer obstruktiver Bronchitis - seit Jahren kortisonbedürftig, erlebt die beständig anhaltende und spürbare Kortisonwirkung als tröstlich.

Wir müßten natürlich jetzt auch Ärzte befragen, was sie von den Tröstungen ihrer gebotenen Medizin halten, wer sie tröstet, was sie als trostreich erleben. Diese Fragen sind nicht so banal, wie es zunächst scheint. Sie zielen auf unsere ureigensten Konzepte der Leiderfahrung und Bewältigung (oder haben wir vielleicht darüber keine Konzepte, weil uns selbst bisher Leid und Krankheitserfahrung fremd geblieben sind?).

Die Patienten wurden jedenfalls auch noch aufgefordert, ihr Krankheitserleben anhand von vorgegebenen Attributen zu charakterisieren (Tabelle 4).

Tabelle 4. Krankheitserleben

Erleben Sie Ihre Krankheit vorwiegend als:

Niedergeschlagenheit	4	6
Ohnmacht		1
Abgrund		
Beeinträchtigung	6	9
Kränkung		2
verlorene Selbständigkeit	5	4
Abgeschobensein	1	
Angst	1	6
Unsicherheit	2	6
Isolation und Einsamkeit	2	3
Vorwurf	1	
Last	7	9
Chance zu einem vertieften Leben	2	1
als absolute Sinnlosigkeit	2	1
Bedrohung	1	1
Strafe	1	
Loslösung	1	
Erleichterung		1

Tabelle 4. (Fortsetzung)

	Männer	Frauen
Herausforderung	2	1
Möglichkeit		
Befreiung von Pflichten		
Quelle eigener Kraft	1	1
Antwort auf eine Verfehlung		
Nutzen für Sie persönlich		1
Möglichkeit zu tieferen Einsichten zu kommen	2	3
innerlich zu gewinnen	1	
menschlich zu werden		1
einen Sinn suchen	1	1
als unabwendbares Schicksal	5	11

☐ Männer
⬚ Frauen

Bei der Betrachtung des Meinungsbildes fällt auf, daß alle Patienten ihr Krankheitserlebnis vorwiegend mit negativen Attributen versehen haben. So wird Krankheit eben als Beeinträchtigung, als Last, und vor allem als unabwendbares Schicksal charakterisiert. Auch Unsicherheit und Angst sowie verlorene Selbständigkeit sind bei Patientinnen in der Beurteilung vorherrschend.

Positive Bewältigungsmöglichkeiten, die oft Bestandteile unserer ärztlichen Bemühungen sind, und als Konzept zur Bewältigung chronischer Leiden angeboten werden, so z. B. die Erschließung eigener Hilfsquellen des Patienten, die Loslösung von täglichen Pflichten, die Möglichkeit zu tieferer Empfindung, sowie die Chance einer Sinnsuche und Entdeckung tiefer Menschlichkeit, spielt im Meinungsbild der befragten Patienten keine Rolle.

Daraus könnte man nun schließen, daß Krankheits- und Leiderfahrung bei chronisch Kranken nicht nur nicht bewältigt, sondern möglicherweise von den Patienten in der Schwebe, im letztendlichen Ausgang offengehalten, oder aber ausgeblendet werden, vielleicht ermuntert vom Verhalten von Ärzten, die ebenso das chronische Kranksein noch nicht hinreichend emotional bewältigt haben.

Entweder mangelt es an unseren Konzepten zur Leidbewältigung oder wir sind es vielleicht, die unrealistische Hoffnungen und Wünsche der Patienten bewahren.

Für mich als Hausarzt hat die Befragung von 20 chronisch Kranken viele Fragen nach der möglichen Leiderfahrung, der Leidäußerung, sowie der Trost- bzw. Bewältigungsstrategie des Hoffnungslosen gestellt. Die Beurteilung von Krankheit mit fast ausschließlich negativen Attributen, und andererseits die Erwartung der Patienten, den Arzt als den Tröster an ihrer Seite zu haben, schafft eine Betroffenheit, die mich zunächst etwas ratlos gemacht hat. Es geht hier nämlich nicht mehr um traditionelles Rollenverhalten und um neutrales Verhalten im Umgang mit dem Homo patiens und incurabilis, sondern um menschliche Qualitäten, die es zu entdecken und zu entwikkeln gilt.

Und so schließt sich der Kreis, der von uns anfangs aufgeworfenen Frage, nämlich, ob pathische Betroffenheit des Patienten Auswirkungen auf hausärztliches Handeln hat, mit der selbstverständlichen Anmerkung, daß pathische Betroffenheit beim Arzt, der die Betroffenheit des Patienten wahrnimmt, ärztliches Verstehen und ethisches ärztliches Handeln verändert.

So sehen wir stets nur eine Wirklichkeit von Wirklichkeiten, einen Ausschnitt der Realität eines Patienten. Wir nehmen sie wahr und oft genug leiden wir darunter. Aber es wird für uns Ärzte noch beunruhigender: Verlassen wir nicht, wenn wir Betroffenheit zulassen, unsere Bastion naturwissenschaftlich gesicherter Erkenntnis und Handlungsebenen und werden nicht neue, beunruhigende Anforderungen an uns gestellt? Benötigen wir, wie Viktor von Weizäcker es formuliert hat, nicht die Besinnung aufs Menschliche, auf die Erforschung des Menschen, auf das Studium der Krankheit als einer Weise des Menschseins? Schüffel hat dies für die Psychosomatik als Frage formuliert - „Psychosomatik als Belastung - oder als Befreiung? Beginnt nun die Heimholung der Medizin in die Philosophie? K. Jaspers formulierte: „Der Arzt, der aufgrund des naturwissenschaftlichen technischen Fortschritts so Unerhörtes kann, wird zum ganzen Arzt erst, wenn er diese Praxis in sein Philosophieren aufnimmt.“ In der Entwicklung neuer Behandlungskonzepte für chronisch Kranke werden wir darüber nachzudenken haben.

Viele der durch die Meinungsumfrage gewonnenen Eindrücke müssen noch weiter aufgearbeitet werden und bedürfen der Interpretation. Wir werden dies tun und zu gegebener Zeit im Rahmen einer größer angelegten Studie über chronisch Kranke und inkurable Patienten darüber berichten.

Literatur beim Autor erhältlich.

Arztverhalten und Gesundheitseinschätzungen durch Patienten. Grundlegung, Entwicklung und Durchführung einer Fortbildungsmaßnahme für Allgemeinmediziner

J. Haisch

Problemlage

Die herausragende Bedeutung des ärztlichen Gespräches gerade in der Allgemeinpraxis ist fast schon eine Selbstverständlichkeit. Hasenbring u. Ahrens (1986) haben einen Überblick darüber gegeben, welche Folgen dieses Gewicht des Arzt-Patienten-Gespräches haben kann. Wir wollen uns auf eine mögliche Folge des ärztlichen Gespräches konzentrieren, nämlich die „Erkundungsmöglichkeiten", die der Patient aufgrund der intensiven Interaktion mit dem Arzt hat. Beispielsweise erkunden Patienten das nichtverbale Verhalten danach, ob es ihnen Hinweise auf ihren Gesundheitszustand geben kann (Cartwright 1964). Offenbar sind Allgemeinärzte ohne ausgeprägte Fähigkeiten in der Gesprächsführung mit Patienten solche, die verbales und nichtverbales Verhalten zeigen, das Patienten auf die ärztliche Anspannung und die geringe ärztliche Kontrollmöglichkeit in der Situation schließen läßt (Mendez et al. 1986). Ein positives Arztverhalten scheint für den Patienten dagegen Voraussetzung seiner Compliance und Genesung zu sein (Bartlett 1981). Eine Arzt-Patient-Interaktion ist daher wünschenswert, die ärztlicherseits in solchem verbalen und nichtverbalen Verhalten beruht, das gezielt ungewollte Patientenschlüsse ausschließt.

Patienteneinschätzungen

Die Ausgangsfrage danach, *weshalb* Patienten auf verbale und nonverbale Signale des Arztes achten und die relevanten medizinischen Fakten oft nicht zur Kenntnis nehmen, führt wohl zu den „Krankheitstheorien" der Patienten (vgl. Bischoff u. Zenz 1987). Die subjektiven Theorien des Patienten veranlassen diesen, bestimmte Erwartungen auszubilden, die mit der Realität konfrontiert werden. Weicht die Realität von der Erwartung ab, dann kann dies ein Anlaß für Schlußfolgerungen des Patienten sein (vgl. Heider 1958). Dies läßt sich an einem Beispiel aus der allgemeinärztlichen Praxis zeigen. Die Durchführung therapeutischer Maßnahmen in Gruppen wird für Allgemeinpraxen auf breiter Front gefordert (z. B. Wiesemann 1986). Ein Aspekt solcher Gruppentherapien ist ihre zeitliche Dauer; für die Adipositastherapie wird beispielsweise vorgeschlagen, diese zeitlich unbefristet anzulegen (Bergdolt 1984). Welche Patientenerwartungen stehen solchen Therapiemaßnahmen des Allgemeinarztes gegenüber? Wegen der noch geringen Etablierung gruppentherapeutischer Maßnahmen in der Allgemeinpraxis wird die Erwartung des Patienten sein, eine Einzelbehandlung zu erfahren. Die Abweichung von Erwartung und tatsächlichem Therapieangebot erlaubt Patienten nun verschiedene Schlußfolgerungen, nämlich „eine Einzelbehandlung sei nicht erforderlich, die *eigene Erkrankung* deshalb offenbar nur *leicht*"; nämlich „das Angebot der Gruppentherapie zeigt, daß der *Arzt* die eigene Erkrankung *leicht* nimmt". Auch die zeitliche Nichtbefristung einer Adipositastherapie wird im Widerspruch zu Patientenerwartungen stehen, wonach eine Erkrankung in zeitlich überschaubarem Rahmen behandelt wird. Aus der Abweichung von Erwartungen der Patienten und ärztlichem Therapieangebot können weitere Schlüsse gezogen werden, nämlich „die *eigene Erkrankung* sei wohl sehr *schwer*"; nämlich „der *Arzt* sei wohl mit der eigenen Erkrankung überfordert". Solche Schlußfolgerungen sind in der *psychologischen* Forschung wohl bekannt (vgl. Haisch u. Haisch 1987), im Rahmen allgemeinärztlichen Handelns jedoch weitgehend unberücksichtigt. Dies verwundert in besonderem Maße, da verbale und nonverbale Arztmitteilungen für den Allgemeinarzt ein besonderes Gewicht haben - aus folgendem Grund: Das allgemeinärztliche *Gespräch* ist - wie gesagt - typisch für die Arzt-Patient-Interaktion und bedingt ein besonders reichhaltiges Spektrum von Schlußfolgerungsmöglichkeiten für den Patienten. Dies ist besonders interessant dann, wenn das für das allgemeinärztliche Handeln typische Gespräch Quelle für *falsche* Schlußfolgerungen von Patienten ist.

Auf Patientenschlußfolgerungen bezogenes allgemeinärztliches Handeln

Ist die Arzt-Patient-Interaktion in der Allgemeinmedizin eine besondere, dann erfordert sie auch besondere Fertigkeiten des Allgemeinarztes. Es liegt nahe, daß solche Fertigkeiten systematisch vermittelt werden müssen - sofern man die Beherrschung entsprechenden ärztlichen Verhaltens nicht einfach abwarten will. Unser Vorhaben ist es, Fortbildungsmaßnahmen für Allgemeinärzte zu entwickeln, die die benötigten Fertigkeiten des Allgemeinarztes herstellen bzw. perfektionieren sollen.

Eine entsprechende Fortbildungsmaßnahme soll dem Allgemeinmediziner die Schlußfolgerungsmöglichkeiten des Patienten verdeutlichen, die dieser aus direkten und indirekten Informationen zu seiner Symptomatik ziehen kann. Dabei werden die gesundheits*hinderlichen* Schlußfolgerungen im Vordergrund stehen. Die Fortbildungsmaßnahme wird dem Allgemeinmediziner dann zeigen, wie die gesundheits*förderlichen* Schlußfolgerungen systematisch *herbeigeführt* werden und wie diese beim Patienten *stabilisiert* werden können. Dazu werden die Allgemeinmediziner darin geschult, wie die relevanten direkten und indirekten Informationen gezielt vermittelt werden, die die wünschenswerten Patientenschlußfolgerungen erbringen. *Ziel* des Entscheidungstrainings für Allgemeinmediziner ist es, daß Patienten (mit zunächst ausgewählter Symptomatik) *ohne* abgesicherte direkte Information *keine* negativen Gesundheitszustände oder negativen Genesungschancen erschließen und daß die allgemeinärztlichen Bemühungen durch (evtl. auch indirekt erschlossene) positive Gesundheitszustände oder positive Genesungschancen unterstützt werden. Für die Fortbildungsmaßnahme zentral ist daher die gezielte Vermittlung von Informationen durch den Allgemeinarzt, wobei das empirische Wissen um die Verarbeitung von Informationen zu Schlußfolgerungen durch Personen i. allg. praktisch angewandt wird.

Psychologische Theorie der Schlußfolgerungsprozesse

Für unsere vorstehend entworfenen Überlegungen einschlägig sind die Theorien von Kelley (1967, 1973), von Weiner (1974) und von Meyer (1984), denen insgesamt ein *„rationales Menschenbild"* zugrundeliegt. Sie werden nacheinander kurz referiert.

Kelley (1967) geht davon aus, daß naive Personen sich genauso wie Wissenschaftler bei der Ursachenbestimmung von Verhalten an einem varianzanalytischen Vorgehen orientieren. Schlußfolgerungen aufgrund von Mehrfachbeobachtungen sind also in gewissem Maße *rational*. Ursachenklassen, auf die beobachtetes eigenes oder fremdes Verhalten zurückgeführt werden kann, sind 1) Entitäten, 2) Zeitpunkte und 3) Personen (zu denen der Handelnde selbst auch zählt). Ein Verhalten wird nun derjenigen Ursache zugeschrieben, mit der es über die Zeit hinweg kovariiert (Kovariationsprinzip). Dazu werden idealerweise Konsistenzinformation (Verhalten über die Zeit), Distinktheitinformation (Verhalten im Zusammenhang mit verschiedenen Entitäten) und Konsensusinformation (Verhalten anderer Personen im Zusammenhang mit den Entitäten) von der schlußfolgernden Person herangezogen. (Ein Überblick über die Weiterentwicklung dieser Theorie findet sich bei Haisch 1987.) Stehen nicht Informationen aus allen relevanten Klassen zur Verfügung, dann werden wieder möglichst rational und varianzanalyseähnlich Schlußfolgerungen aufgrund sog. „kausaler Schemata" gezogen, also aufgrund subjektiver Vorstellungen über Wirkungszusammenhänge. Kausale Schemata erlauben es einer Person, aufgrund des Vorliegens einer Ursachenkombination Verhalten vorherzusagen sowie aus einem Verhalten Schlußfolgerungen auf Ursachenkombinationen zu ziehen (Kelley 1972).

Verhaltensauswirkungen von Attributionen werden u. a. in einem Konzept zur Leistungsmotivation von Weiner (1974) näher untersucht. Um Leistungsresultate erklären zu können, werden vier Ursachenfaktoren herangezogen: „Begabung" (intern-stabil), „Anstrengung" (intern-variabel), „Aufgabenschwierigkeit" (extern-stabil) und „Zufall" (extern-variabel). Die Erwartung von Erfolgen und Mißerfolgen hängt demnach davon ab, inwieweit stabile Ursachen sie bedingen. Ein Verhalten wird um so eher gezeigt, je mehr Erfolg und je weniger Mißerfolg zu erwarten ist. Affekte wie „Stolz" und „Freude" oder „Unzufriedenheit" und „Ärger" hängen davon ab, inwieweit interne Ursachen für Erfolge und Mißerfolge verantwortlich gemacht werden.

Meyer (1984) formuliert ebenfalls ein leistungsbezogenes Attributionsmodell im Rahmen des sog. „Konzeptes von der eigenen Begabung". Kommt jemand aufgrund seiner Erfahrung zu einem bestimmten Fähigkeitskonzept für die eigene Person, dann wird er relativ unabhängig vom Erfolg und Mißerfolg sich dermaßen anstrengen (Anstrengungskalkulation), daß sein Fähigkeitskonzept bestätigt wird. Hält sich beispielsweise also jemand für fähig, dann wird er sich bei einer leichten Aufgabe nur gerade so viel anstrengen, daß er die Aufgabe bewältigt; tritt dann Erfolg ein, wird er der eigenen Fähigkeit, tritt Mißerfolg ein, wird er dem Zufall zugeschrieben. Das ist auch der Grund, weshalb ein positives Konzept von der eigenen Begabung Personen über längere Zeit eine Aufgabe trotz Mißerfolgs weiter bearbeiten läßt, als es beim negativen Begabungskonzept der Fall ist. Auch die Informationssuche einer Person wird von ihrem Begabungskonzept gesteuert: Ein positives Begabungskonzept läßt Personen weit mehr Interesse an Ergebnissen zu schwierigen Aufgaben zeigen; schätzt man die eigene Begabung gering ein, dann ist man vorwiegend an Ergebnissen zu mittelschweren und leichteren Aufgaben interessiert. Werden beim negativen Begabungskonzept doch Ergebnisse zu schwierigen Aufgaben erwartet, dann werden diese Informationen vermieden. Andererseits werden handlungsirrelevante Informationen Personen bei der Bearbeitung schwieriger Aufgaben vor allem dann ablenken und entsprechend ihre Leistungen senken, wenn die Personen ein negatives Begabungskonzept für die Aufgaben haben. Anders als Kelley und Weiner geht Meyer auch ausführlich auf *indirekte Informationen* über die eigene Fähigkeit ein und diskutiert ihre Wirkung für das Selbstbild. Diagramm 1 faßt die entsprechenden Überlegungen zusammen:

Diagramm 1. Schlußfolgerungsprozeß und Fähigkeitseinschätzungen (nach Meyer 1984, S. 162)

Einschätzung der Fähigkeit des Handelnden durch einen anderen	→	Verhalten des anderen gegenüber dem Handelnden	→	Schlußfolgerungen des Handelnden darüber, wie der andere seine Fähigkeit einschätzt	→	Selbstwahrnehmung der Fähigkeit beim Handelnden	→	Verhalten, Erwartungen, Affekte

Diese theoretischen Überlegungen begründen die Fortbildungsmaßnahme für Allgemeinärzte wie folgt:

Fortbildungsmaßnahmen für Allgemeinärzte

Die vorgestellten psychologischen Theorien zu Schlußfolgerungsprozessen machen klar, *wo* die Fortbildungsmaßnahme für Allgemeinärzte anzusetzen hat. Ansatzpunkt sind demnach *nicht* spezifische *Situationen* der Arzt-Patient-Interaktion, vielmehr müssen es (direkt und indirekt vermittelte) Informationen sein. Genauer muß bei der Frage angesetzt werden, welche Informationen des Allgemeinarztes zu welchen Schlußfolgerungen des Patienten führen.

Schlüsse aus Einzelinformationen

Kelley (1972) widmet sich diesem Thema allgemein. Zieht man aus Einzelinformationen Schlußfolgerungen, dann ist die Basis hierfür vage und müssen diese zwangsläufig unsicher sein. Dennoch können beispielsweise aus Zeitgründen oder in bekannten Situationen auch aufgrund von Einzelinformationen Schlüsse erfolgen. In persönlich wichtigen und neuen Situationen werden allerdings Schlußfolgerungen nur aufgrund vollständiger Informationen erwartet.

Aus Kelleys Theorie ergeben sich die folgenden Klassen relevanter Einzelinformationen: 1) Konsensusinformation (hohe oder geringe Übereinstimmung zwischen verschiedenen Personen), 2) Distinktheitinformation (hohe oder geringe Übereinstimmung zwischen den Verhaltensweisen einer Person aufgrund verschiedener Anreize), 3) Konsistenzinformation (hohe oder geringe Übereinstimmung zwischen den Verhaltensweisen einer Person zu verschiedenen Zeitpunkten). Beispiele der ärztlichen Gabe von Konsensusinformation sind etwa: „Mehrere Patienten haben dasselbe Gesundheitsproblem wie Sie" (etwa als Begründung der Etablierung einer Therapiegruppe, exemplifiziert „hohen Konsens"), „Nur Sie haben das Problem" (etwa im Zusammenhang geringer Patientencompliance bei der Medikamenteneinnahme, exemplifiziert „geringen Konsensus"). Beispiele der Gabe von Distinktheitinformation sind „Die Einnahmeschwierigkeiten haben Sie nur bei diesem Medikament" (hohe Distinktheit), „Diese Schwierigkeiten haben Sie bei der Einnahme aller Medikamente" (geringe Distinktheit). Beispiele für die ärztliche Gabe von Konsistenzinformation sind schließlich „Das Problem verschwindet in kurzer Zeit" (geringe Konsistenz) und „Das Problem wird uns über lange Zeit beschäftigen" (hohe Konsistenz). Welche Schlußfolgerungen können Patienten nun aus solchen Arztinformationen ziehen?

1. *Hoher Konsensus.* Haben mehrere Patienten dasselbe Problem, dann wird auf situative Auslöser als Ursache des Problems geschlossen (Orvis et al. 1975), d.h. es wird angenommen, daß situative Auslöser existieren, die dasselbe Problem bei verschiedenen Patienten bedingen.
   Daraus folgt für den Patienten, daß ärztliche Bemühungen erst dann Erfolg haben *können,* wenn diese situativen Auslöser beseitigt sind.
2. *Geringer Konsensus.* Hat nur *ein* Patient ein Problem, dann wird daraus geschlossen, daß er selbst die Ursache davon ist. Daraus folgt für den Patienten, daß seine persönlich hohe Anfälligkeit für die Erkrankung ihn besonders hilfebedürftig macht und eine ständige Wiederkehr der Problematik erwarten läßt.
3. *Hohe Distinktheit.* Treten Schwierigkeiten nur im Zusammenhang mit der Einnahme eines Medikamentes auf, dann wird geschlußfolgert, daß das Medikament die Ursache der Probleme ist. Hohe Noncompliance des Patienten bezüglich der Einnahme *dieses* Medikamentes wird die Folge sein.
4. *Geringe Distinktheit.* Treten die Schwierigkeiten im Zusammenhang aller Medikamente auf, dann schließt ein Patient, daß er selbst die Ursache der Schwierigkeiten ist. Seine persönliche Anfälligkeit läßt die regelmäßige Wiederkehr der Schwierigkeiten erwarten.
5. *Hohe Konsistenz.* Die große Beständigkeit eines Gesundheitsproblems wird von Patienten auf persönliche Ursachen zurückgeführt. Die eigene Anfälligkeit ist Ursache des beständigen Problems und läßt den Patienten auf eine ungünstige Krankheitsentwicklung schließen.
6. *Geringe Konsistenz.* Ist das Gesundheitsproblem nur von kurzer Dauer, dann schlußfolgern Patienten, die Ursache seien die speziellen situativen Bedingungen gewesen. Die Motivation, einen Arzt aufzusuchen oder hohe Patientencompliance in bezug auf ärztliche Anordnungen ist nach dieser Ursachenzuschreibung nicht zu erwarten.

Schlüsse aus Informationskombinationen

Stehen Patienten vollständige Informationen zur Verfügung, dann werden Schlußfolgerungen mit größerer Sicherheit gezogen. Vollständigkeit ist nach Kelley (1967) dann gegeben, wenn dem Patienten Konsensus-, Distinktheit- und Konsistenzinformation zur Verfügung steht. Im folgenden sollen nur solche Informationskombinationen berichtet werden, die zu einfachen Schlußfolgerungen führen (was *nicht* heißen soll, daß komplexe Schlußfolgerungen durch Patienten keine Rolle spielen):

1. *Hoher Konsensus, hohe Distinktheit, hohe Konsistenz.* Tritt ein Gesundheitsproblem bei mehreren Patienten über lange Zeit nur bei bestimmten Medikationen auf, dann wird als Ursache die Art der Medikation angenommen. Patienten, die solche Schlußfolgerungen ziehen, werden gegenüber *dieser* Medikation sich noncompliant zeigen.
2. *Geringer Konsensus, geringe Distinktheit, hohe Konsistenz.* Tritt ein Problem typischerweise nur bei einem Patienten auf, dort aber bei allen Medikationen und über lange Zeit, dann wird die Ursache dafür im Patienten selber liegen. Sieht der Patient sich selbst als Ursache für das Problem, dann muß er erwarten, daß dieses Problem bei ihm immer wieder auftreten wird, d. h. er kann beispielsweise seinen Krankheitsverlauf und seine Genesungschancen negativ beurteilen.
3. *Geringer Konsensus, hohe Distinktheit, geringe Konsistenz.* Tritt eine Schwierigkeit kurzfristig nur bei einem Patienten auf, bei anderen Patienten aber nicht, sofern diese Patienten eine ganz bestimmte ärztliche Verordnung befolgen, dann sind die Umstände die Ursache dafür. Sieht der Patient die aktuellen Umstände als Ursache seiner Schwierigkeit, dann wird er kaum einen Arzt aufsuchen - die Umstände können sich ja rasch ändern und damit seine Schwierigkeiten - bzw. die ärztlichen Anordnungen kaum befolgen, vor allem wenn diese längerfristig angelegt sind.

Verhinderung unerwünschter Patientenschlußfolgerungen

Die empirisch-psychologische Forschung zeigt, daß Menschen die oben erwähnten Schlußfolgerungen in dieser Weise tatsächlich ziehen (vgl. allgemein Herkner 1980). Was nun die ärztlicherseits als nicht wünschenswert anzusehenden Schlußfolgerungen von Patienten angeht, so ist fraglich, *wie* der Allgemeinarzt Einfluß auf diese unerwünschten oder gar falschen Schlüsse von Patienten nehmen kann. Deutlich ist, daß dies durch die gezielte ärztliche Gabe von *Informationen* zu erfolgen hat. Um hierbei erfolgreich zu sein, müssen die oben angeführten Informationsmuster noch differenzierter betrachtet werden.

Wenn man von den für Patienten sicher zentralen Fragen nach der Verursachung der eigenen Krankheit, dem Krankheitsverlauf und den Genesungschancen ausgeht, dann ist eine *Differenzierung* insbesondere der *Ursachenzuschreibungen zur eigenen Person* notwendig. Diese leistet die beschriebene Theorie von Weiner (1974). Ist demzufolge eine Erkrankung, eine Schwierigkeit bei der Medikamenteneinnahme, ein Complianceproblem oder ähnliches durch den Patienten selbst bedingt, dann ist weiter zu fragen, ob diese Ursache veränderlich („variabel") oder unveränderlich („stabil") ist. Nur wenn die personenspezifische („interne") Ursache unveränderlich ist, dann ist die negative Einschätzung des Krankheitsverlaufes und der Genesungschancen gerechtfertigt. *Ziel einer ärztlichen Informationsgabe* müßte demnach sein, Patienten über die *Veränderlichkeit* der personenspezifischen Ursache aufzuklären - natürlich nur, wenn diese Ursache nicht tatsächlich unveränderlich ist.

Die kontrollierte Herstellung von Patienten-Ursachenzuschreibungen zur eigenen Person ist für den Arzt darüber hinaus durch die systematische Gabe von Konsensus-, Distinktheit- und Konsistenzinformation möglich. Wie oben gezeigt, sind diese Informationen einzeln oder in Kombination geeignet, vom Arzt gezielt zur Herstellung erwünschter - hier patientenspezifischer - Ursachenzuschreibungen eingesetzt zu werden. Selbstverständlich wäre dann die ärztliche Gabe beispielsweise der Informationskombination „geringer Konsens, geringe Distinktheit, hohe Konsistenz" *vor* die Gabe der Information, daß das Verhalten veränderlich ist, zu stellen. So können die *Motivation* des Patienten zu gesundheitsbewußtem, zu compliantem Verhalten etc. hergestellt und negative Schlußfolgerungen (wie etwa im Zusammenhang mit der unergänzten Ursachenzuschreibung zur eigenen Person) verhindert werden. Erste Befunde zum Erfolg und zur Compliance im Rahmen der Behandlung von Adipositas stützen diese Erwartungen eindeutig (Haisch et al. 1985).

Für eine befriedigende Effektivität der ärztlichen Informationsgabe ist des weiteren die Berücksichtigung des Selbstkonzeptes (Meyer 1984) des Patienten erforderlich. Insbesondere Patienten mit negativem Selbstkonzept bedürfen besonderer ärztlicher Obhut bei der Informationsvermittlung. Sind dem Allgemeinarzt solche negativen Selbstkonzepte von Patienten bekannt, dann ist die Vermittlung von Informationen, *sie* seien die Verursacher ihrer Problematik, durch gezielte unterstützende Maßnahmen des Arztes zu begleiten. Geschieht dies nicht, dann ist mit einer frühen Noncompliance der Patienten mit negativem Selbstkonzept zu rechnen. Eventuell bietet sich für solche Patienten eine Kooperation des Allgemeinarztes mit Psychotherapeuten an, die für die unterstützenden Maßnahmen beim Patienten zu gewinnen wären.

Aber auch ein positives Selbstkonzept eines Patienten ist nicht ohne Probleme für die ärztliche Informationsvermittlung. Solche Patienten werden besonders kritisch der ärztlichen Informationsvermittlung gegenüberstehen und evtl. entsprechende ärztliche Informationen nicht akzeptieren. Hier bietet sich u. U. die *wiederholte* Gabe von Informationen durch den Allgemeinarzt derart an, daß eine Zuschreibung zur Person des Patienten eher erreicht und in der Folge compliantes und adäquates gesundheitsbezogenes Patientenverhalten erzielt wird.

Methoden der Fortbildungsmaßnahme für Allgemeinärzte

Neben der *Wissensvermittlung* für Allgemeinärzte durch *programmierte Unterweisung* und/oder im Rahmen von *Diskussionsgruppen* sowie durch Kurzvorträge werden *Rollenspiele* für die Allgemeinmediziner die wesentlichen Mittel sein, auf erwünschte sowie unerwünschte Schlußfolgerungsprozesse beim Patienten sowie ihre Folgen *aufmerksam* zu machen. Für die Schulung (Wissensvermittlung, Rollenspiele) der Allgemeinärzte sind mehrtägige Wochenendseminare möglich. Es ist sicherlich günstig, zu den ersten Seminaren nur Allgemeinmediziner in engem regionalen Rahmen einzuladen. Eine Seminargröße von 12–15 teilnehmenden Allgemeinmedizinern scheint hierbei optimal zu sein. Nach einem evtl. ersten Effektivitätsnachweis kann an einen umfassenden Effektivitätstest der Fortbildungsmaßnahme für Allgemeinmediziner gedacht werden. Denkbar ist auch, *Nachbereitungsseminare* für ehemalige Teilnehmer am Training durchzuführen, da mit einem allmählichen Nachlassen der Wirkung des Trainings (wie bei nahezu allen entsprechenden Trainingsprogrammen) zu rechnen ist.

Diskussion

Welche Bedeutung haben die beschriebenen Fortbildungsmaßnahmen für die allgemeinärztliche Praxis? Die erfolgreiche Fortbildungsmaßnahme wird den „Noncompliance-Zirkel": Nur 50% der Kranken gehen zum Arzt, nur 50% der Patienten befolgen die Arztanweisung, nur 50% der Patienten verhalten sich langfristig gesundheitsbewußt (vgl. Compliance-Handbuch, Haynes et al. 1982) durchbrechen. Erfolgreich ist die Fortbildungsmaßnahme nur, wenn sie ärztlicherseits angenommen und in Evaluationsstudien sich als effektiv erweist.

Was das ärztliche Annehmen der Fortbildungsmaßnahme angeht, so muß sie sicherlich im alltäglichen Praxisablauf vom Arzt problemlos einzusetzen sein, den gelungenen Praxisablauf unterstützen und womöglich die Attraktivität der Praxis und des Arztes (entscheidende Variablen im ärztlichen „Verteilungskampf" um Patienten) erhöhen, damit Bereitschaft beim Allgemeinarzt besteht, in die Fortbildungsmaßnahme zu investieren (Arbeitskraft, Zeit etc.). Alle diese Voraussetzungen kann die Fortbildungsmaßnahme erfüllen; da sie sich alleine als neue/zusätzliche Fertigkeit und Kenntnis des Allgemeinarztes auswirkt und insgesamt seine „psychosoziale Kompetenz" erhöht; da sie die Patientencompliance erhöht; da sie das Patientenverständnis für das ärztliche Handeln und das ärztliche Können erhöht.

Was die Evaluation der Fortbildungsmaßnahme angeht, so ist kontrollierte empirische Forschung erforderlich. Die Evaluation wird dabei die folgenden Schritte umfassen müssen: Zunächst sollten die tatsächlichen Schlußfolgerungen von Patienten in Abhängigkeit von allgemeinärztlichem Handeln untersucht werden. Dann sollte eine „Experimentalgruppe" von Allgemeinärzten die Fortbildungsmaßnahme erhalten und mit einer „Kontrollgruppe" von Allgemeinärzten hinsichtlich der Patientenschlußfolgerungen und Patientencompliance bei ausgewählten Erkrankungen (etwa Rheuma, Diabetes, Hypertonie, Adipositas) verglichen werden. Den Allgemeinärzten der „Kontrollgruppe" kann nach Abschluß der Evaluation ebenfalls die Fortbildungsmaßnahme angeboten werden. Erbringen regionale Evaluationen der Fortbildungsmaßnahmen das erwartete Ergebnis, dann sind diese Evaluationen überregional durchzuführen.

Insgesamt kann die Evaluation der Fortbildungsmaßnahme zum „Kooperationslehrstück" für die Allgemeinmedizin werden: Nicht nur die Glaubwürdigkeit der Allgemeinmediziner (beispielsweise hinsichtlich ihres Fortbildungsbedürfnisses im Patienteninteresse), auch die Glaubwürdigkeit der Anbieterseite der Fortbildungsmaßnahme, der Universität, stehen auf dem Spiel. Eine gelungene Kooperation ist daher – unabhängig vom Ergebnis der Evaluation der Fortbildungsmaßnahmen – zu wünschen.

Literatur

Bartlett EE (1981) The effects of physician communication skills on patient satisfaction, recall and adherence. PhD Thesis, John Hopkins University, Baltimore

Bergdolt H (1984) Übergewichtigen-Gruppen in Wiesloch. In: Malchow H, Neumeister H, Nüssel E, Bergdolt H, Ebschner K-J (Hrsg) Prävention in der Praxis. Münchner wissenschaftliche Publikationen, München

Bischoff C, Zenz H (1987) Laienvorstellungen von Gesundheit und Krankheit. Huber, Bern

Cartwright A (1964) Human relations and hospital care. Routledge & Kegan Paul, London

Haisch J (1987) Selbstattribution und Verhalten. Deutscher Studien-Verlag, Weinheim

Haisch J, Haisch I (1987) Anwendungen der Sozialpsychologie in der klinischen Psychologie. In: Schultz-Gambard J (Hrsg) Angewandte Sozialpsychologie. Psychologie Verlags-Union, München, Weinheim

Haisch J, Rduch G, Haisch I (1985) Längerfristige Effekte attributionstherapeutischer Maßnahmen bei Übergewichtigen: Auswirkungen eines Attributionstrainings auf Abnehmerfolg und Abbrecherquote bei einem 23wöchigen Gewichtsreduktions-Programm. Psychother Psychosom Med Psychol 35: 133-140

Hasenbring M, Ahrens S (1986) Zur Arzt-Patient-Beziehung in der ambulanten medizinischen Versorgung. Psychother Psychosom Med Psychol 36: 274-283

Haynes RB, Taylor DW, Sackett DC (1982) Compliance-Handbuch. Oldenbourg, München

Heider F (1958) The psychology of interpersonal relations. Wiley, New York

Herkner W (1980) Attribution-Psychologie der Kausalität. In: Herkner W (Hrsg), Attribution-Psychologie der Kausalität. Huber, Bern

Kelley HH (1967) Attribution-theory in social psychology. In: Levine D (ed) Nebraska Symposium on Motivation. University of Nebraska Press, Lincoln

Kelley HH (1972) Causal schemata and the attribution process. General Learning Press, Morristown

Kelley HH (1973) The process of causal attribution. Am Psychol 28: 107-128

Meyer W-U (1984) Das Konzept von der eigenen Begabung. Huber, Bern

Orvis BR, Cunningham JD, Kelley HH (1975) A closer examination of causal inference: The roles of consensus, distinctiveness, and consistency information. J Pers Soc Psychol 32: 605-616

Mendez A, Shymansky JA, Wolraich M (1986) Verbal and non-verbal behaviour of doctors while conveying distressing information. Medical Education 20: 437-443

Weiner B (1974) Achievement motivation and attribution theory. General Learning Press, Morristown

Wiesemann A (1986) Brauchen wir therapeutische Gruppen in der Arztpraxis? Z Allgemeinmed 62: 1170-1175

Das Bündnis mit dem Patienten – Beziehungsdiagnose und Beziehungstherapie

B. Luban-Plozza

„Schon in diesem Augenblick, in dem ich hier das Podium betrete und zu Ihnen zu sprechen beginne, entwickeln sich unmerklich Prozesse zwischen uns, die entscheiden werden, ob dieser Vortrag an Ihnen vorbeirauscht oder zu einer Begegnung zwischen uns wird ..." (Renate Frühmann).

Was ist nun Begegnung? Gehört sie zum Bündnis? In dem Wort Begegnung und seinen Übersetzungsmöglichkeiten sind folgende Gedanken eingeschlossen: Auf dem Weg zusammentreffen - einander treffen, sich treffen - übereinstimmen - sich ereignen - vorkommen - einander entgegenkommen - sich finden ... - sich einander nähern, öffnen und aufeinander einstimmen sind u.a. Charakteristika der *Atmosphäre,* in welchem die Begegnung stattfindet.

Die Beziehung zwischen Patienten und Arzt kann zur Begegnung werden. Bei unserer „Arbeit der Liebe" (Rilke), als Therapeuten, stellen wir uns in einen *Wandlungsprozeß und Wahrnehmungsprozeß* hinein. Im Spannungsfeld zwischen Angst und Vertrauen im Sinn von Staehelin, versuchen wir zur echten Kommunikation und Kooperation zu kommen. Es geht um *ärztliche Anthropologie* mit verschiedenen Formen der *Verständigung.*

Zur Interaktion Arzt - Patient

Zunächst ein leicht gekürztes Zitat eines berühmten Mannes: „Fordert die Not, daß du dich an einen Doktor wendest, so gib zuerst acht, ob der Mann gesunde Vernunft hat, ob er bescheiden, verschwiegen, fleißig, anhänglich an seine Kunst ist, ob er ein gefühlvolles, menschenliebendes Herz offenbart, ob er seine Kranken mit einer Menge verschiedener Arzneien bestürmt oder sich einfacher Mittel bedient, ob er Brotneid hat gegen seine Kunstverwandten. Bist du über diesen Punkt befriedigt und beruhigt, so vertraue dich ihm an. Verschweige auch nicht den kleinsten Umstand, der dazu dienen mag, ihn mit dem Zustand und dem Sitz deines Übels vertraut zu machen. Folge strenge und pünktlich seinen Vorschriften. Den Mann, der alles anwendet, was in seinen Kräften steht, deine Gesundheit herzustellen, belohne nicht sparsam. Gib ihm reichlich nach deinem Vermögen."

Dieser Rat ist rund *200 Jahre* alt, und er stammt von Adolf Freiherr von Knigge. Er spiegelt eine Zeit wider, in der es offenbar um das Arzt-Patienten-Verhältnis erheblich besser bestellt war als heute. Setzen wir dagegen nun die ernstgemeinte und in der Öffentlichkeit gemachte Äußerung einer Sozialpolitikerin aus dem Jahre 1979 vor Ärzten:

„Ärztliche Funktionen in unserer modernen Industriegesellschaft auszuüben, kann doch nicht von der utopischen Vorstellung abgeleitet sein, als gäbe es ein Verhältnis zwischen Arzt und Patient, das von übergeordneten staatlichen Interessen völlig frei und unabhängig zu sein habe."

Diese beiden Zitate kennzeichnen deutlich den Wandel und das Abgleiten des Arztbildes in der Öffentlichkeit im Laufe der letzten 200 Jahre. Sie machen die Pole im Spannungsfeld deutlich, in dem der Arzt von heute sich behaupten und mit denen er sich täglich auseinandersetzen muß.

Arzt und Patient treffen im Sprechzimmer mit unterschiedlichen Voraussetzungen und Erwartungen aufeinander. Der Arzt bestimmt oft die Art der Interaktionen. Er soll nicht nur den Patienten über dessen Beschwerden befragen, wobei er klar zu erkennen gibt, was für ihn wichtig ist und was nicht. Der Patient antwortet sonst nur auf die gestellten Fragen, obwohl dadurch möglicherweise gerade jene Aspekte der Krankheit nicht zur Sprache kommen, die ihn am meisten beschäftigen. Es geht um so mehr verändernde und heilende Kraft verloren, als ein Therapeut seine Energien und seine Aufmerksamkeit auf Theorien *über* den Kranken anwendet, anstatt auf die Person so wie sie *ist* und auf den Prozeß, so wie er sich *unmittelbar* ereignet.

In den Interaktionen Arzt - Patient pflegen wir - nach E. Heim - vier wesentliche Ebenen zu unterscheiden, die zum *Bündnis mit dem Patienten* gehören. Die ersten drei entsprechen den fachlichen Voraussetzungen, also unserem gezielt erworbenen *Wissen.* Dagegen genügen solche wissenschaftlichen Voraussetzungen für die Vertiefung und den Einstieg in die Beziehungsebene nicht.
Wir unterscheiden (nach E. Heim):

1. *Sachebene*
   Wer krank wird, braucht die Hilfe eines *Sachverständigen,* also eines kompetenten Arztes. Bei den Erwartungen des Kranken darf nicht vergessen werden, daß die eigene Bereitschaft, mit dem Sachverständigen zusammenzuarbeiten auch klar definiert wird.
2. *Informationsebene*
   Sie entspricht einer intensiven Kommunikation.
   a) Die Klage, der Arzt höre nicht zu, er habe keine Zeit, ist immer noch verbreitet.
   Der Patient verbringt durchschnittlich nur einige Minuten der Konsultationszeit gemeinsam mit dem Arzt (bei Erstkonsultation mehr als bei Langzeitpatienten). Der *Gesprächsanteil* beträgt etwa die Hälfte. Davon bestreitet der Arzt etwa zwei Drittel; dem Patienten bleibt somit wenig Zeit, um seine Klagen zu formulieren.
   b) Ebenso häufig wie die Klage, der Arzt höre nicht zu, ist jene, der Arzt informiere überhaupt nicht oder nur unzureichend. Je nach Umfrage äußern 60–90% der Kranken sich in diesem Sinne. Zu fordern ist aber, daß der Arzt den Patienten möglichst umfassend über Befunde, Beurteilung und Vorschläge orientiert, in einer Form und Sprache, die der Patient auch versteht.
3. *Handlungsebene*
   Auffallend ist das Ergebnis vieler wissenschaftlicher Untersuchungen, wonach 1) nur etwa die Hälfte der *ärztlichen Ratschläge* befolgt und 2) nur etwa 40% der *Medikamente* so eingenommen werden, wie der Arzt es verordnet (Noncompliance). Die Gründe liegen zu einem wesentlichen Teil im ungenügenden Informationsaustausch und in einer gestörten Beziehung zwischen Arzt und Patient.

Es geht darum, den seelischen Aspekt des Krankseins in die diagnostischen und therapeutischen Überlegungen einzubeziehen, also um die Gleichberechtigung seelischer Leiden. Aber kein Spezialist ist allmächtig! Entscheidend ist immer der Mensch, der hinter der Diagnose steht, der Leidende, welcher sich uns anvertraut. Dieser Mensch hat oft Gefühle der Enttäuschung, des Ärgers, der Wut erlebt, die Aggressionen aufkommen lassen, bei welchen der Therapeut nicht selten zum *Sündenbock* abgestempelt wird. So kann es zum *KKS* Koryphäen-Killer-Syndrom) kommen, mit entsprechenden *iter medicorum et magorum,* mit vielen paramedizinischen Behandlungsversuchen.

4. *Beziehungsebene*
   Sie entspricht dem interaktionellen Ansatz und dem psychosomatischen Zugang, auch im Sinne der Beziehungsdiagnose und -therapie. Bei dieser Ebene genügt fachliches Wissen nicht. Es geht um die *Conscientia* (Gewissen der Lateiner), also um das Mit-Wissen, daß die eigene Person und das psychosoziale Umfeld des Patienten berücksichtigt werden müssen. Gerade auf der Beziehungsebene ist der Arzt als Persönlichkeit gefordert, nur dann kann er „verschlossene Türen" im Gespräch öffnen.

Wir sollten uns fragen:
„Was erzählen wir über uns selbst dem Patienten, bevor die ersten Worte gesprochen werden?“ Es sind *nonverbale Interaktionen,* aber im Gespräch kommt vielleicht das Wesentliche nicht über Worte, sondern über Mimik, Gestik und Haltung. Nicht nur der Patient, sondern auch der Arzt steht im Prüfstand. Die Arzt-Patient-Beziehung müßte genauso präzise diagnostiziert werden wie andere Befunde:
- Wie erlebt der Arzt den Patienten?
- Wie kann der Kranke seine Gefühle äußern?
- Was macht der Arzt mit dem Patienten?
- Was macht der Patient mit dem Arzt?

Zur Beziehungsebene gehört das *Gespräch* als besonderes Ereignis für den Patienten und für den Arzt. Es darf *nicht zum Monolog zweier* werden. Wir müssen lernen, in den *Dialog* zu kommen. Gefahr bringt eine überredende Kommunikation beim Überborden unseres „apostolischen Geistes“.

„Nichts widerlegt eindeutiger den Irrtum, daß, zunächst immer nur das eigene Ich gegeben sein müsse, um dann kraft ‚Analogie‘, ‚Projektion‘ usw. ein Fremd-Ich verstehen zu können, als die phänomenologischen und faktischen Tatsachen der Sprache: In jedem ernsthaften Dialog denken wir sowohl ‚unsere‘ Gedanken als auch die des Partners mit; eben dieses Denken aus dem Rückverhalt der Gedankenwelt des Anderen heraus umspannt a priori *den Anderen,* d.h. setzt die Bi-personalität schon voraus“ (Christian u. Haas, 1949).

Es wurde nach *neuen Formen des therapeutischen Gesprächs* gesucht, welche es dem Arzt erlauben, dem Patienten Hilfe auf der Beziehungsebene anzubieten. Diese Gesprächsformen sollten sich aber in den Rahmen der Praxis so einfügen, daß sie dort den gewohnten Arbeitsablauf *nicht* stören oder belasten, aber auch dann kaum mehr Zeit in Anspruch nehmen, als der Patient für gewöhnlich bei einer Konsultation eingeräumt bekommt.

Die Möglichkeiten einer *therapeutischen Kommunikation* in der Praxis und im Krankenhaus sind reich und für die Behandlung bedeutungsvoll. Es soll *nicht* zur Sprachverwirrung kommen. Bei der Verschreibung von Medikamenten sollten wir, im Rahmen des reziproken Vertrauens, zu erfahren suchen, ob der Kranke die betreffenden Mittel überhaupt zu nehmen gedenkt und sie besser erklären, statt sie nach Bezahlung durch die Krankenkassen tonnenweise „per vias comunales“, über die Müllabfuhr, abgehen zu lassen.

Ausschlaggebend ist die „psychologische Zeit“, die Qualität der Zeit, die wir zur Verfügung stellen. Ehrlich gesagt: Wie steht es mit unserer Energie nach 15 min gespannter Konzentration? Ist die *Beziehung noch lebendig?* Gibt es ein *dialogisches „Sich-Einstimmen?“* „Präsent sein“ heißt ganz für diese Sache da sein, „sich mit der ganzen Person auf etwas einlassen“ und mit voller *Hingabe* unseren Beitrag leisten.

Die „bi-personale Baumsäge“ (V. von Weizäcker) kann das Verhältnis zwischen Arzt und Patient wiedergeben: Das Tun des einen entspricht dem Tun des anderen. Nur so kann es zur *Begegnung* kommen, bei welcher der Patient etwas von mir, von meiner *Substanz,* wirklich „mitnimmt“; wenigstens einen Gedanken anstatt vieler Worte. Meist ist der *erste* Kontakt in der Arzt-Patienten-Beziehung ausschlaggebend für den weiteren Verlauf der Behandlung.

Zum Begriff der Beziehungsdiagnose und Beziehungstherapie

Diese Bezeichnungen - Beziehungsdiagnose und Beziehungstherapie - verwandten wir erstmalig im Untertitel unseres Buches *„Praxis der Balint-Gruppen"* (1. Auflage 1974). Gerade die nach dem Psychoanalytiker Michael Balint genannte *Balint-Methode* will die Arzt-Patient-Beziehung zu einem wirksamen Instrument der Diagnose und der Therapie gestalten, um so im Sinne der Beziehungsdiagnotik *Einsichten in die emotionalen Beziehungen* zwischen Kranken und Therapeuten zu vermitteln.

Aber auch die Helfenden brauchen Hilfe.

Bei der patientenorientierten und beziehungsorientierten Medizin hilft uns die Balint-Arbeit als Denk-, Gefühls- und Gesprächstraining. Ärzte sollten lernen, in der Sprechstunde auf besondere Weise zuzuhören, zu erkennen, was in der Beziehung zwischen ihnen und den Patienten abläuft und diese Beziehung gezielt einsetzen. Die *Person des Arztes* sollte daher ins Zentrum der beruflichen Weiterbildung gerückt werden. Das brachliegende psychologische Rüstzeug des Arztes wird - auf der Grundlage der Tiefenpsychologie - zur Entwicklung und Differenzierung gebracht: Es wird aber ins medizinische Handeln - *das Handwerkliche* bleibt im Vordergrund - integriert. Dabei handelt es sich um etwas in der medizinischen Bildung grundsätzlich Neuartiges, nämlich um einen *emotionalen* - und nicht nur rationalen - *Lernprozeß*. Zwischen Ratio und Emotio wird die Persönlichkeit des Therapeuten miteinbezogen. Im Laufe der Zeit macht der Arzt in der Balint-Gruppe einen Entwicklungs- und Läuterungsprozeß durch, der ihm eine neue Sicht zu seinem Patienten eröffnet.

Die *Sprache als Signal* kann ein Zeichen innerer Konflikte sein. Es ist uns vielleicht noch zu wenig bewußt, daß das Sprechen zugleich eine Selbstdarstellung ist, die auch Gefühle und Vertrauen ausdrückt. Die Sprache - und das gilt besonders für den Kranken - dient also keineswegs nur dem Mitteilen von Sachverhalten. Sie wird als Schlüssel zur Krankheit zu oft vernachlässigt.

Weil die für den Menschen existentielle Einheit von Leib und Seele gestört ist, drücken sich seelische Konflikte in körperlichen Störungen aus. H. Mattern schätzt, daß dies für bis zu 60% der Patienten zutrifft, die eine allgemeinärztliche Praxis aufsuchen. Zumindest für diese Patienten kann ein fachkundig und mit menschlicher Wärme geführtes Gespräch zum tieferen Verständnis der Krankheit beitragen. Es genügen nicht selten kurze Bemerkungen und Fragen im Sinne der Simultandiagnose. Etwa *während der Visite:* „Was macht Sie so unruhig, daß Sie nicht liegen bleiben können?" - „Was regt Sie so auf" - „Wer treibt Sie so an?" - „Warum atmen Sie so kurz?" Mit solchen Fragen, die selten direkt beantwortet werden, dem Patienten aber vermitteln, daß er mit seiner Angst vor Nähe und Ambivalenz, im Umgang mit seinen passiven Bedürfnissen verstanden wird, kommt allmählich eine Selbstreflexion und schrittweise Distanzierung von seinem gewohnten Verhalten zustande.

Zum psychosomatischen Zugang

Die psychosomatische Betrachtungsweise von Krankheiten ist keine „Spezialität", sie ist ein Konzept, eine grundlegende Einstellung, die alle medizinischen Fachgebiete betrifft. In der Sprache des Leibes wird seelisches Leiden erkannt, erlebt, angenommen, und so entstehen *neue* Möglichkeiten. Unbewußtes, Unerwartetes, wird also bewußt, Befremdliches durch Anteilnahme und geduldiges Zuhören ohne Urteilen verstanden, und das neu gewonnene Selbstverständnis gibt Handlungsfähigkeit. Freud betonte bereits im 19. Jahrhundert, daß sich *der Mensch entwickelt, wenn er sich frei ausspricht, seine Gefühle mitteilt und sich selbst erlebt.* Warum das so ist, wissen wir nicht. Wir wissen nur, daß sich der Mensch in der Selbstbegegnung *entfaltet und entwickelt* (H.-K. Knoepfel). Gerade hier ist das „Gespräch", das gefühlsmäßige Erleben Mittel der Behandlung; und das erfordert den ganzen Menschen. In Seminaren hören wir oft das Klagen der Ärzte: Wenn es zum aktuellen Gespräch mit dem Patienten kommt - besonders wenn er ungewöhnliche Bemerkungen macht - hilft uns keine Theorie. Typische Aussagen von Patienten können uns den Einstieg erleichtern oder erschweren.

Oft geht es um den *„Aggressionskreisel"* im System Familie, mit Angst vor Schwäche und Angst vor Fehlern. Dabei ist ein Mensch ein Leben lang damit beschäftigt, seine ihm immanente Angst in Schach zu halten. Er benötigt dazu Strategien, die für ihn zwar kurzfristig hilfreich sind, die aber als Gift bei seinem Partner ankommen. Für diesen gegenseitigen Rundschlag hat B. Frederich den Begriff „Aggressionskreisel" geprägt. Das Teuflische an dieser Situation ist die Tatsache, daß ein jeder den exaktesten Schlüssel zu dem empfindlichsten Schloß des anderen hat. Man kann also nicht sagen, daß ein sog. Stärkerer gesund bleibt. Gesund bleibt wahrscheinlich derjenige, der weniger Hemmungen hat, seine Aggressionen laut zu äußern und abzureagieren.

Ein Beispiel ist die Situation einer Patientin, die uns ihren psychosomatischen Leidensweg beschreibt:

„Mit 20 Jahren hatte ich eine Bekanntschaft. Diese Beziehung hat sich nach 4 Jahren aufgelöst. Von diesem Zeitpunkt an mußte ich immer erbrechen, nachdem ich mich mit einem Herrn oder einer Freundin getroffen hatte, auch nach einem Kinobesuch oder nach dem Tanzen. Ich mußte sogar den Tanzpartner stehen lassen, um erbrechen zu gehen. Ohne Erfolg konsultierte ich verschiedene Ärzte und Psychiater. Mit 30 Jahren lernte ich durch Bekannte meinen jetzigen Mann kennen. Nachdem ich das erste Mal mit ihm ausging, mußte ich noch erbrechen, nachher hörte diese Beschwerde auf, und ich glaubte, den richtigen Mann gefunden zu haben. Nach einem Jahr heirateten wir, aber die richtige, tiefe Liebe stellte sich nie ein. Ich habe mir den Lebensgefährten anders vorgestellt, trotzdem er aufmerksam, gütig, wohlwollend war und noch heute ist. Es fehlt von meiner Seite die Liebe, die mit dem echten Gefühl einhergeht. Und seit einem Jahr muß ich den Mann erbrechen ..."

„Sehen mit dem dritten Auge und hören mit dem dritten Ohr" ist eine wesentliche Aufgabe des Arztes.

Neben psychosomatischen Patienten ist dies vor allem bei Karzinomkranken wichtig. Was weiß er? Was will er wissen? Was befürchtet er? Diese Fragen muß der Arzt als Begleiter sich im Gespräch mit diesen Patienten beantworten. Das nur stereotype Abfragen im Rahmen der üblichen Anamnese-Erhebung kann sogar bei psychosomatischen Patienten zu jahrelangen Krankheits*karrieren* führen und dadurch zu einer iatrogen und bedingten somatischen Fixierung. Der praktische Arzt braucht *praktische Strategien,* die ihn in die Lage versetzen, schwierige Situationen während eines diagnostischen Interviews zu verkraften.

Eine Schweizer Untersuchung basiert auf einer Befragung nach der Paarbeziehung von 20 brustkrebskranken Patientinnen im Vergleich zu 20 Frauen mit benignem Mamma-Adenom und 20 gynäkologisch gesunden Frauen. Hierbei zeigte sich, daß die Ehen späterer Brustkrebspatientinnen häufiger problembelastet waren als die gesunder Frauen: das Vertrauen zwischen den Ehepartnern war geringer, sie zeigten einander weniger ihre Gefühle und sprachen seltener über belastende Themen.

Besonders wertvoll scheinen Gruppengespräche zwischen Kranken, Familienangehörigen und Experten zu sein, wie sie - seit 1985 - vor den internationalen Balint-Treffen zur Aus- und Fortbildung in der Arzt-Patient-Beziehung in Ascona stattfinden. Es sind die *„Monte-Verità-Gruppen"*.* Sie stehen unter verschiedenen Themen, wie die Brustkrebskranken, „Der depressive Patient", „Der ängstliche Patient", „Der abhängige Patient", aber es geht um das *„Miteinander-reden"*. Die Patienten lernen hier, sich und ihre Krankheit fortan auch mit den Augen ihrer Ärzte und Angehörigen sehen zu können. Ihre Familienangehörigen lernen, daß die Kranken sich nicht einfach „gehen lassen", daß sie wirklich krank sind und sehr unter ihrer Krankheit leiden. Die Ärzte erfahren, daß sie sich gegenüber den Patienten oft falsch verhielten und ihnen nicht die Hilfe gaben, die sich ein Patient von ihnen erhoffte.

„Sicher handelt es sich niemals darum", schreibt Trenkel, „daß alle Kollegen neben ihrer üblichen Tätigkeit *noch* kompetente psychotherapeutische Gespräche führen sollen. Diese Vorstellung wäre ein Mißverständnis, und ihre Realisierung würde die *Spaltung zwischen Körper und Psyche* noch mehr vertiefen. Unser Wunsch wäre vielmehr, daß jeder Arzt *innerhalb seiner angestammten Tätigkeit* die anderen Dimensionen wahrnimmt, ernst nimmt und sich freier in ihnen bewegen lernt." In der Schrift „Ärztliche Fragen" hat Viktor von Weizäcker die fundamentale Einsicht, die den Kern einer solchen neuen Krankheitslehre ausmacht, in eine unvergeßliche dialektische Formel gebracht: *„Nichts Organisches hat keinen Sinn, nichts Psychisches hat keinen Leib."*

Danach gebe es *nicht* zwei oder drei unterschiedliche Sorten von Krankheitsfällen, *organisch* Kranke, *psychisch* Kranke und *womöglich sozial* Kranke, *vielmehr träfen diese Momente im konkreten Kranken stets zusammen*. „Denn der Mensch in seiner Gemeinschaft und der Mensch in seinem Ich ist kein anderer wie der Mensch mit seinem Leibe: Man kann ihn nicht aufteilen." Daher forderte von Weizäcker eine Medizin nicht der fachlichen Absonderung, sondern der *Zusammenarbeit*. Daraus folgten auch die weisen und übrigens tief christlich geprägten Maximen, die er für das ärztliche Verhalten aufgestellt - und nach seinen Kräften praktiziert - hat:

„Ich kann also den *Schmerz* dessen, der ihn hat, nicht eigentlich wissen und erkennen." - „Nicht ergreifen, aber von ihm ergriffen werden!" - „Hinwendung zum Schmerz des anderen ist die Sachlichkeit des ärztlichen Berufes." Die Arzt-Patient-Beziehung ist ein ganz wesentlicher Faktor im Heilungsgeschehen.

Akut und chronisch Kranke stellen zudem ihre organischen Beschwerden ganz anders dar. Akut Kranke lassen eine gewisse Distanz zum befallenen Organ erkennen, während der chronisch Kranke fast vertraut mit dem kranken Organ zusammenlebt. Mit den chronischen Krankheiten sind auch die psychosomatischen Störungen viel häufiger geworden. Gerade das soziale Umfeld des Kranken kann zum neuen Forschungsindiz werden, in Kontakt mit Psychologie und Pädagogik. Die gezielte Neugierde des Arztes kann zu seinem Umdenken führen und zu vermehrtem, lebensnahem Forschungsbewußtsein führen.

Bei psychosomatischen Störungen in der *Familie* gilt es, gezielt die unbewußt „gewählte" Erkrankung der immer sehr wichtigen Kollusion unterzuordnen! Sie „erlaubt" es nicht, an der Homöostase etwas zu ändern; denn gerade diese Änderung würde das Aufgeben des Symptoms und die „Gefahr der Gesundung" mit neuen Lebenssituationen näherbringen. Dabei erfährt der Hausarzt vieles über die Lebensumstände, die Sorgen der Patienten und kennt auch oft deren Familie.

Wir versuchen durch die *Familienkonfrontation* einen solchen Einblick gezielt zu gewinnen: Auch als Spezialist kann man hausärztliche Dimensionen erreichen. Langzeitbetreuung ist mehr als nur sachgerechte Anwendung medizinischen Wissens. Sie wird erst recht zur *„Kunst des Möglichen"* - so haben wir die „Kunst" des Hausarztes bezeichnet.

---

* Monte Verità-Gruppen: Kritische Gespräche zwischen Betroffenen und Ärzten
Gesichter der Depression - Gesichter der Angst (Duphar Videothek, 1987)

Wir unterscheiden mit Trenkel in der Beziehung zum Patienten:

- Eine *sterile Chronizität:* Die hier maligne Interaktion läuft chronisch daneben. *Die „unorganisierte" Krankheit droht zur „organisierten" zu werden.* Arrangement und Kompromiß zwischen Arzt und Patient stehen bürokratisch im Vordergrund.
- Eine *fertile Chronizität:* Sie ist benigne, also fruchtbar. Sie bedeutet Verläßlichkeit auf dem weiteren Kurs, das Bündnis mit dem Kranken ist immer noch lebendig und offen für die Bedürfnisse des Patienten.

Der Patient darf für den Arzt niemals ein „unverrückbares Möbelstück in seinem Haushalt" werden! Das bedeutet im Verhältnis zum Spezialisten: Nicht mehr delegieren, sondern mehr zusammenarbeiten.

Langzeitbetreuung heißt vor allem „klären". Wenn z.B. die Familie ihre Problematik mit ihrem Patienten auf das Therapeutenteam zu delegieren versucht und der Patient sich dagegen wehrt, diese ihm zugespielte Rolle zu übernehmen. Durch *Gärung zur Klärung!*

Bei den chronisch Kranken wird gezielt das Leben selbst zum „Bühnenstück" zwischen Leiden und Hoffen, mit unerfüllten Wünschen und verdrängten Ängsten. Der Arzt wird zum Autor oder zum Regisseur. Er muß dabei - wie wir den Studenten zu sagen pflegen - *kühn denken, jedoch behutsam handeln.*

Das Bündnis mit dem Patienten - Chance für eine gute Beziehung

Es sind erst nur Anfänge im „Vokabular der Körpersprache" gemacht. Gesetzt den Fall, wir würden sogar Krankheiten als Spezialbeispiel von Kommunikationen betrachten: Was folgt daraus? Wir müßten dann so weit gehen, Krankheit als eine „Abart von Sprache" zu bezeichnen (J. Rattner).

Die Sprache des Kampfes und der Flucht deformiert das Körpergeschehen im pathologischen Sinn; so erst kommt es zum Kauderwelsch der Körperfunktionen, die weder dem Individuum noch der Sozietät so recht nützen. Organjargon und Organdialekt treten ein, wenn das Individuum sich nicht mehr verständlich machen kann oder will. Die Sprachlosigkeit sackt gewissermaßen ab ins Biologische und erzeugt dort die Symptome. Heilung ist möglich, wenn dieser entstellte Text in Umgangssprache übersetzt wird und wenn man dem Patienten deutlich machen kann, was er „eigentlich sagen will". So gesehen, sind die psychosomatischen Symptome ein Stammeln des Leibes, ein unzusammenhängendes Reden oder Lallen, das der Ergänzung und Sinngebung bedarf.

Wir brauchen Mut, zu lernen, wie sinnvoll unser Körper bei der „Körpersprache" protestiert, streikt oder tobt *als Hilferuf,* wie er oft auf Situationen reagiert, die wir mit unseren bisherigen Lebensbewältigungsstrategien nicht in den Griff bekommen. Sich in Krankheit zu retten, kann sich dann als die einzige Lösungsmöglichkeit anbieten. Es sollte uns aber gelingen, dem Patienten klarzumachen, wie seine *Erkrankung in Zusammenhang mit seinen Lebensbewältigungsstrategien* steht und er dafür Verantwortung trägt. Hat aber einmal ein Patient begriffen, daß ein Symptom, eine Erkrankung praktisch nur eine Klingel, ein Anzeiger für ein Versagen im Leben, eine Alarmglocke für einen unangemessenen Umgang mit den Mitmenschen ist, so kann er kontinuierlich einen Teil seiner bisherigen Strategien ändern, verbessern, die Klingel wird überflüssig.

Die lapidare Entschuldigung, *Zeitmangel* sei daran schuld, daß keine bessere Arzt-

Patient-Beziehung aufgebaut werden kann stellt sich immer mehr als ein Ausbildungsmangel dar. Wer hat nicht schon die Türe seines Sprechzimmers geöffnet, einen bestimmten Patienten gesehen und gefühlt: „Oh, der wieder ...“; und wer hat nicht auch das positive Gefühl des Gernmögens verspürt, einen anderen Patienten wieder zu sehen? Entscheidend ist also die „psychologische“ Zeit des Arztes gegenüber den Patienten, um eine möglichst optimale therapeutische Atmosphäre entstehen und bestehen zu lassen.

Es ist ein besonderes Privileg, sich als *Partner seiner Patienten* fühlen zu können, als ein *Verstehender* und *nicht als krrankheitsverwaltender Bürokrat*. In der Rolle als Partner hilft der Arzt dem Kranken seine *Selbstheilungskräfte* zu mobilisieren. Wir haben das ungeheure Potential des Wissens, das der Patient selbst über seine Krankheit und ihren Grund mitbringt, bislang freizumachen und zu nützen versäumt (A. Muschg).

Der Arzt - schreibt Jaspers mit den gleichen Worten wie Nietzsche und Paracelsus - handelt wie ein Gärtner, indem er pflegt, reizt und dabei ständig versucht, je nach Ergebnis, sein Verfahren zu ändern. Der Arzt muß zuhören lernen und zu fragen verstehen, bis zu den Wegen der Transzendenz, bis zu den letzten offenen Fragen zwischen Leiden und Hoffen. Aber er soll nicht nur hören und fragen, sondern auch geben, denn der Arzt ist eine Arznei, die sich selbst verschreibt: *der Arzt als Arznei.*

Im Sinne einer psychosozialen Praxis, mit neuen Wegen und Aufgaben, brauchen wir für die Zukunft des Helfens Problemlöser, nicht nur Informationsempfänger. Wir sind Mitmenschen *auf Gegenseitigkeit,* und Mitmenschlichkeit lebt durch den Austausch von Anerkennung und Vertrauen. Dieses Vertrauen gilt den Möglichkeiten, die in jedem Menschen vorhanden sind, und drückt Hoffnung auf deren Entfaltung aus.

Beim Vertrauen wird Wissen und Kompetenz vorausgesetzt. Den *Gewissensaufforderungen* entsprechen die Bemühungen - z. B. in der Balint-Arbeit -, die Gefühlswelt des Arztes, die Emotio, zu fördern. Nur unser Gewissen, das nicht ruhen darf, bevor wir diesen Anspruch und Auftrag erfüllen, kann den Patienten zum willigen Komplizen machen. Beim Bündnis geht es um ein gemeinsames Hören, auch bei existentiellen wie religiösen Fragen.

Einander Zuhören beim Sprechen aus dem inneren Bezug zu unseren Mitteln, und gemeinsames Hinhorchen auf das eine, gleiche Wort, eint alles Forschen und schenkt uns eine umfassende Sicht.

Die *Kunst der Therapie* beruht letztlich auf der Harmonie von Rationellem und Emotionellem. Diese sollten wir nicht nur beim Patienten fördern, sondern in dieser Beziehung mit unserer eigenen Person zu vollziehen trachten.

Literatur beim Autor erhältlich.

GPSR Compliance

The European Union's (EU) General Product Safety Regulation (GPSR) is a set of rules that requires consumer products to be safe and our obligations to ensure this.

If you have any concerns about our products, you can contact us on ProductSafety@springernature.com

In case Publisher is established outside the EU, the EU authorized representative is:

Springer Nature Customer Service Center GmbH
Europaplatz 3
69115 Heidelberg, Germany

Batch number: 10844827

Printed by Printforce, the Netherlands